がんになった人だけが知っている人生で大切なこと

医師 坂下千瑞子・著
横濱マリア・漫画

アスコム

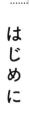

はじめに

こんにちは。「ちろまま」こと坂下千瑞子と申します（「ちろまま」は私のあだ名で、「ちろ」とは本書にも登場する、うちの娘のことです）。
この本を手に取ってくださったみなさまは、これまでにどのような人生を歩まれてきたでしょうか。それぞれのかけがえのないご経験に敬意を表するとともに、これからも笑顔で、元気に幸せな日々を過ごされることを心から願っています。

私は、血液内科医としてこれまで多くの患者さんの命と向き合ってきました。しかし、39歳のときに骨軟部腫瘍《こつなんぶしゅよう》（骨および軟部組織［筋肉や脂肪など］にできる腫瘍）になり、今度は自分自身の命と向き合うこととなりました。それ以来、病気を乗り越え、自分らしく生きがいを持って生きるためには、どうすれば良いのかを考え続けてきました。

たくさんの方々の力をお借りして、今こうして、元気でいられることに感謝しています。そして、多くの仲間と出会い、その生き方を学ぶことがとても大きな支えにな

った と感じています。

がんは、日本人の死因として長らく第1位の座を占めています。

かつては不治の病として、がんの告知は余命宣告と同義とされていました。

しかし、医学の進歩によって、がんはいまや治らない病気ではなくなっています。

手術や放射線治療、抗がん剤治療などを通して、がんを「乗り越えてきた」人たちが大勢いるのです。その人たちは「がんサバイバー」とも呼ばれています。

私も、その一人です。医師として病気を治療する立場から、ある日突然、自らが病と向き合わなくてはならないこととなり、長い闘病を経験してきました。

しかし、それは自分の人生にとって、何か意味のある経験だったのかもしれないと考えています。

がんと向き合うことを通して多くの人たちと知り合い、多くのことを学ぶことができたからです。

闘病中に私が一番辛かったのは、周囲に自分と同じ境遇の人、命の危機と向き合っている人がいなかったことでした。そんな孤独な気持ちを癒してくれたのが、「リレー・

フォー・ライフ（略称ＲＦＬ）」です。

ＲＦＬとは、がん患者さんやそのご家族を支援し、地域全体でがんと向き合い、がん征圧を目指すチャリティー活動です。１９８５年にアメリカで始まった活動で、詳しくは後述しますが、現在では、日本も含めた世界各地に、この活動が広がっています。

ＲＦＬには、がん患者さん本人はもちろん、それを支える家族や友人、医療関係者、製薬会社の方など、非常に幅広い方々が参加されます。直接的な関係者だけでなく、学生さんやＲＦＬの趣旨に賛同してくれた企業や一般の方々もいます。各地の会場で寄付を募り、患者さんの支援や、がんの啓発やがん研究の助成をしています。

ＲＦＬ最大の魅力は、自分と同じようにがんと向きあっている、あるいは、がんを乗り越えた仲間たちとの出会いです。私自身もＲＦＬに参加し、会場で出会ったたくさんの仲間たちから、生きる勇気と希望、そして笑顔をもらうことができました。

そこは、がん患者である（あった）ことが称賛される空間なんです。

「がん患者はかわいそうだ」と思われることがよくあります。しかし私は「かわいそう」ではなく、彼らの病気と向き合う勇気を讃えて「すごいね！」と称賛の声を贈りたいと思っています。

「がんになっても明るく生きていい！」

そんな社会になってくれたらいいなと。

いまや、がんはコントロールできる時代になってきました。

残念ながら亡くなられる方もいますが、多くの患者さんは社会に戻っていける時代なんです。

がんになってからも、人生は続いていきます。がんになってからの人生をより良く生きることが、とても重要だと思います。

がんになったことで、孤独感を感じてしまう人がいます。

表立って病気のことを話すことが難しく、一人で悩んでしまうんですね。

そんな人たちにも、「同じように悩んだ人たちがいるよ」「そんな人たちが、いまは人生を楽しんでいるよ」と知ってほしいのです。

この本では、がんを乗り越えて生きるために必要ないくつかのテーマについて、私自身の経験や、私の友人たちの物語をご紹介しながらお伝えできたらと思います。紹介する面々は、それぞれが大変ながんと向き合い、乗り越え、その上で充実した人生を送っています。

【ご紹介する物語】

●第1話：がんだけど、生きると決めました
●第2話：社会を動かす患者の力
●第3話：がんサロンは癒しの空間
●第4話：希少だからこそ仲間とつながる
●第5話：生きることを思いきり楽しむ
●第6話：未来ある子どもたちのために

RFLやさまざまな活動を通して出会った仲間たちの人生の中に、たくさんの生き

るヒントが隠されていると思います。

本書が、孤独な思いをしている患者さん、またはそのご家族、そして医療に携わる人たちにとって、がんと向き合うための手助けの一つになれば、こんなにうれしいことはありません。そして、がん患者さんの想いに関心を持ってくださるすべての人に、ぜひご覧いただけましたら幸いです。

がんになった人
だけが知っている
人生で大切なこと

目次

※本作品は、がんを経験された方々を取材し、その体験談をドキュメンタリーコミックとしてまとめたものです。描かれている内容は、あくまで個人の体験に基づいた感想です。（編集部）

がんだけど、生きると決めました
〈ＲＦＬ《リレー・フォー・ライフ》と私〉

――坂下千瑞子

闘病中の私は、「自分はいつまで生きられるのかな」と不安な中で日々を過ごしていました。数カ月先、生きていられるのかもわからないなか、「自分は何のために生まれてきたのだろう」とか「何のために生きているのだろう」と考え続けていました。

自分の運命を、誰かが決めているかのように思い込んでいました。

でも、リレー・フォー・ライフ（Ｒｅｌａｙ Ｆｏｒ Ｌｉｆｅ：ＲＦＬ）という、がん患者さんを支援する活動を通してたくさんの仲間と出会い、１年後の再会を願うとともに、主体的に生きることを学びました。

私が大変お世話になっている方の一人、癒しの環境研究会理事長で医師の高柳和江先生は、「自分が生きたければ、生きると決めればよいのです」とＲＦＬの会場で講演されました。仲間から生きる勇気とエネルギーを得た私は、「がんだけど、生きると決めました！」とＲＦＬの会場で宣言していました。

ＲＦＬとは、１９８５年にアメリカで始まったチャリティー活動です。

ワシントン州シアトル郊外のタコマで、マラソンが得意だったゴルディー・クラットという腫瘍外科医が、がん患者さんの病気と向き合う勇気を讃え、支援するために、24時間グラウンドを走り続けたのが始まりです。アメリカ対がん協会（アメリカの非営利団体で、がんに関する情報提供、患者支援、がんの調査研究を行っている機関）のために寄付を集めるのが目的でした。なぜ24時間だったのかというと、「がん患者は、24時間病気と向き合っている」ことを理解してもらい、支援するためでした。彼はトラックを一周するたびに友人から寄付を募り、最終的に一日で2万7千ドルもの寄付を集めました。

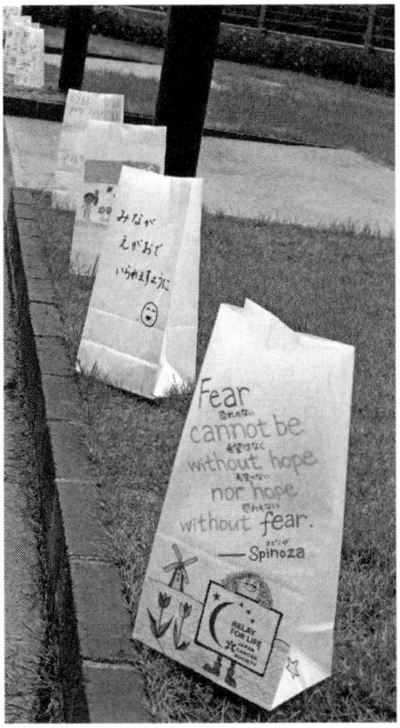

みなが
えがおで
いられますように
Fear cannot be without hope nor hope without fear.
— Spinoza
RELAY FOR LIFE

翌年からは、チームを組んで24時間交代しながら歩くという現在と同じスタイルになり、その活動は全米から全世界へと広がっていきました。

日本では２００６年に茨城県つくば市でプレ大会が行われ、２００７年に兵庫県芦屋市で初の正式な24時間大会が開催されました。私も実行委員として芦屋のＲＦＬ大会に参加し、仲間と出会い、勇気と希望と笑顔をもらいとても感動しました。翌年には、私の地元である大分県で九州初のＲＦＬ大分を開催することが出来ました。その後、大会は国内各地へと広がり、現在はおよそ50カ所で実行委員会が立ち上がり活動をしています（詳しくはＲＦＬのＨＰ［https://relayforlife.jp/］をご覧下さい）。

がん患者さんが勇気をもらえるプログラムは、全世界共通のルールに基づいており、日本では日本対がん協会（がんの知識普及・啓発と、がん患者・家族の支援事業を行う公益財団法人）がそのライセンスを管理しています。

チャリティーとして集められた寄付は日本対がん協会に集められ、がん患者支援、がん啓発活動、がん研究助成、がん医療の発展のために使われています。

ＲＦＬは〝Ｓａｖｅ Ｌｉｖｅｓ〟を使命としています。直訳すると「命を救う」となりますが、単に医療行為によって命を永らえるということだけではありません。

寄付金を募ることで、医療の進歩に貢献して間接的に人の命を救うこともできます

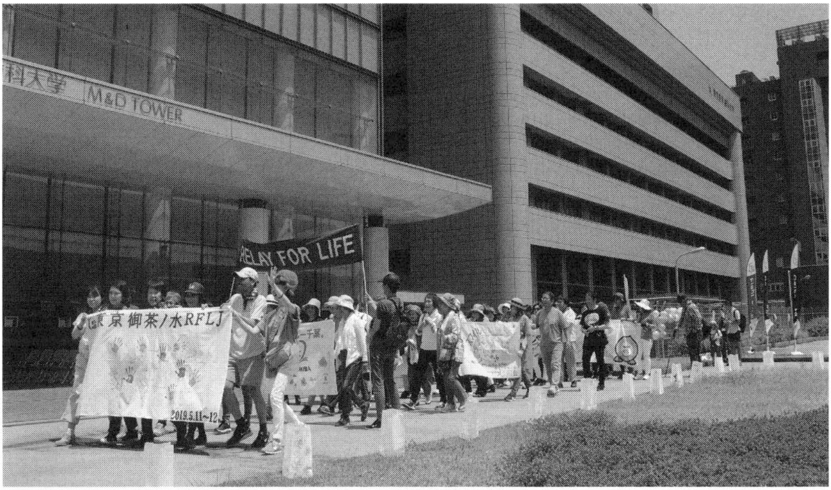

し、生きる希望を失った人の支えになることもまた、命を救うことにつながります。〝Save Lives〟には、「人の魂を救う」ことも含まれているのです。

RFLでは、がんの告知を乗り越え、勇気を持って今を生きているがん患者さんやがん経験者を、敬意を込めて「サバイバー」と呼んでいます。そして、サバイバーのご家族やご遺族、支援者を「ケアギバー」と呼んでいます。

さらに活動には3つのテーマがあります。

「祝う（Celebrate）」

がんの告知を乗り越え、いまを生きているサバイバーや家族などの支援者を讃え、祝福します。

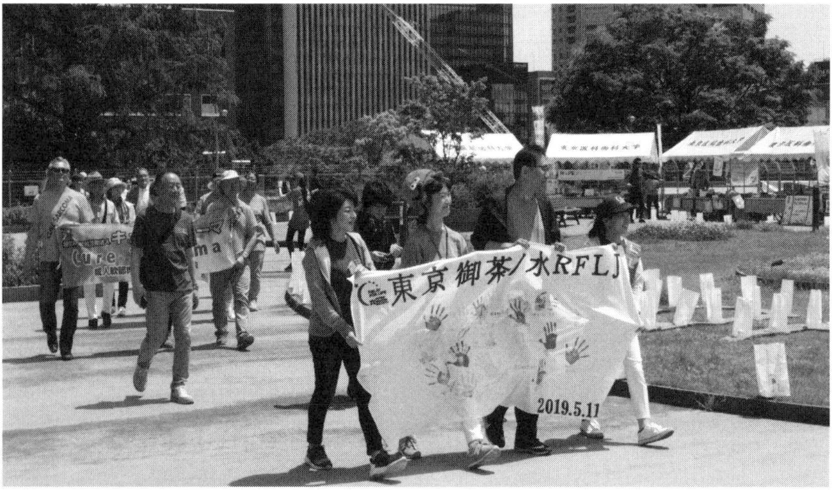
東京御茶ノ水RFL
2019.5.11

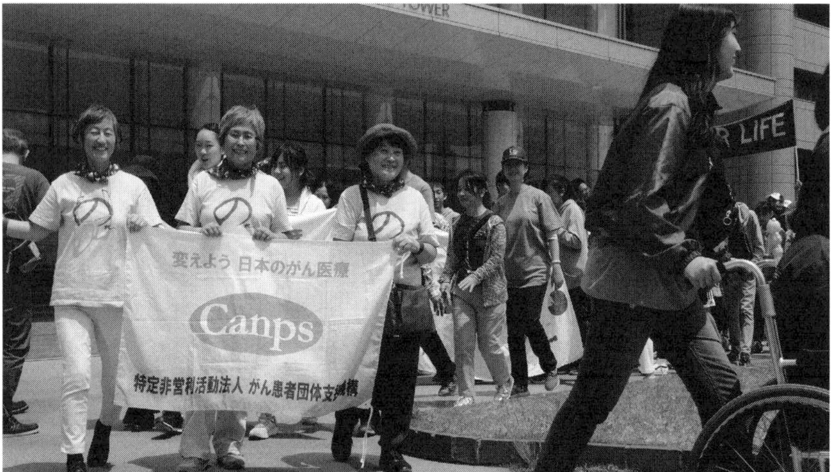
変えよう 日本のがん医療
Canps
特定非営利活動法人 がん患者団体支援機構
LIFE

「偲《しの》ぶ（Remember）」
がんで亡くなった愛する人を偲び、追悼します。
また病の痛みや悲しみと向き合っている人たちを敬います。

「立ち向かう（Fight Back）」
がんの予防や検診を啓発し、征圧のための寄付を募り、
がんに負けない社会を作ります。

リレーイベントは24時間続きますが、距離を競うものではありません。いろんなチームがゆったりと自分たちのペースで、交代しながら歩いています。それぞれのチームは想いの込もったフラッグを作成し、楽しいチーム企画を考えて一緒にリレーイベントを盛り上げてくれます。
歩くことで、自分たちの体を通してそのメッセージを発信していくんですね。チームの皆さんががん患者支援のため、がん征圧のために歩いているその勇姿が大きな希望のメッセージとなり、見ているだけでとても感動します。

私は、ＲＦＬに参加するときは、いつも「タコの帽子」を被っています（漫画にもこの姿で登場します）。がんは英語でキャンサー（Cancer）ですが、キャンサーには、ほかに「大きなカニ」という意味があります。実は、最初にがんをカニにたとえて記述したのは、古代ギリシアの医師で「医学の父」と呼ばれたヒポクラテスだといわれています。ちなみに、タコはカニが大好物でパクッと食べてしまうので、がんをやっつけてしまおうという気持ちも込めて、タコの帽子を被っているんです。

会場には「一人じゃないよ。みんなでサポートしているよ！」という、癒しの雰囲気が漂っています。そこはまさにパワースポットです。リレーイベントを通して仲間を作り、そして、また次回のイベントで会うことを約束して別れる。そんな経験を通して、絆が深まっていくこともあります。

同じ場所に集い、歩くことで希望をつなぎ、勇気をもらうことができるのです。私は、ＲＦＬの活動を通して、多くの患者さんやご家族が元気になってくれればいいなと考えています。

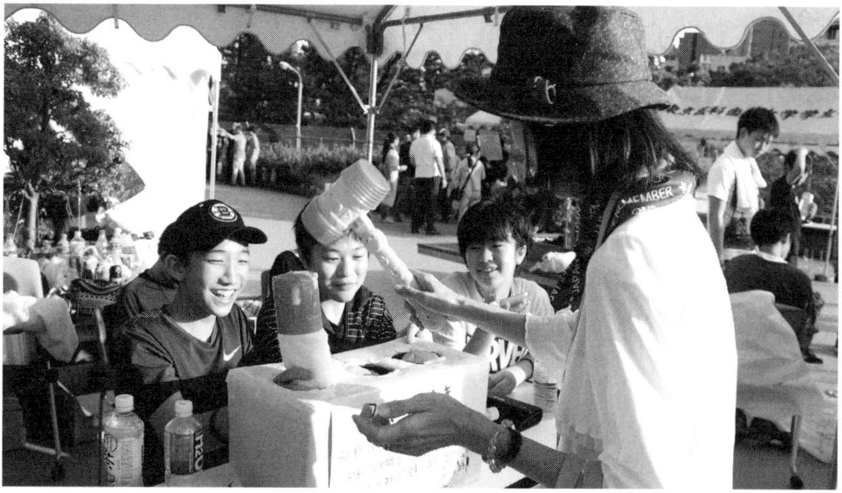

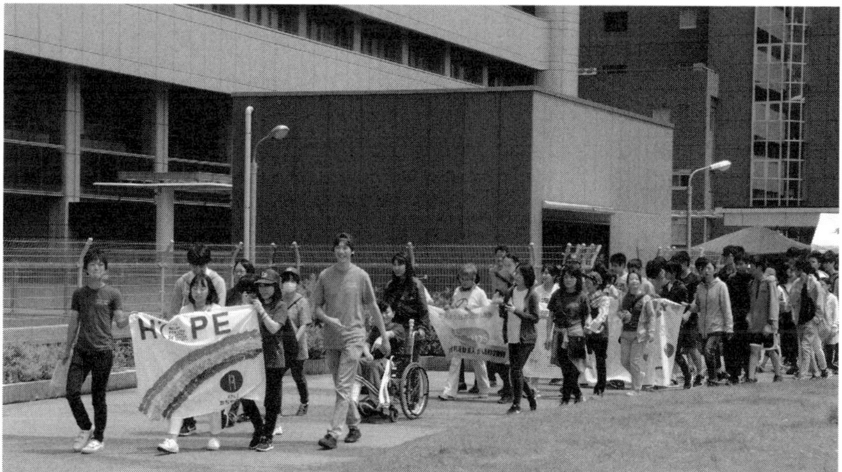
H PE

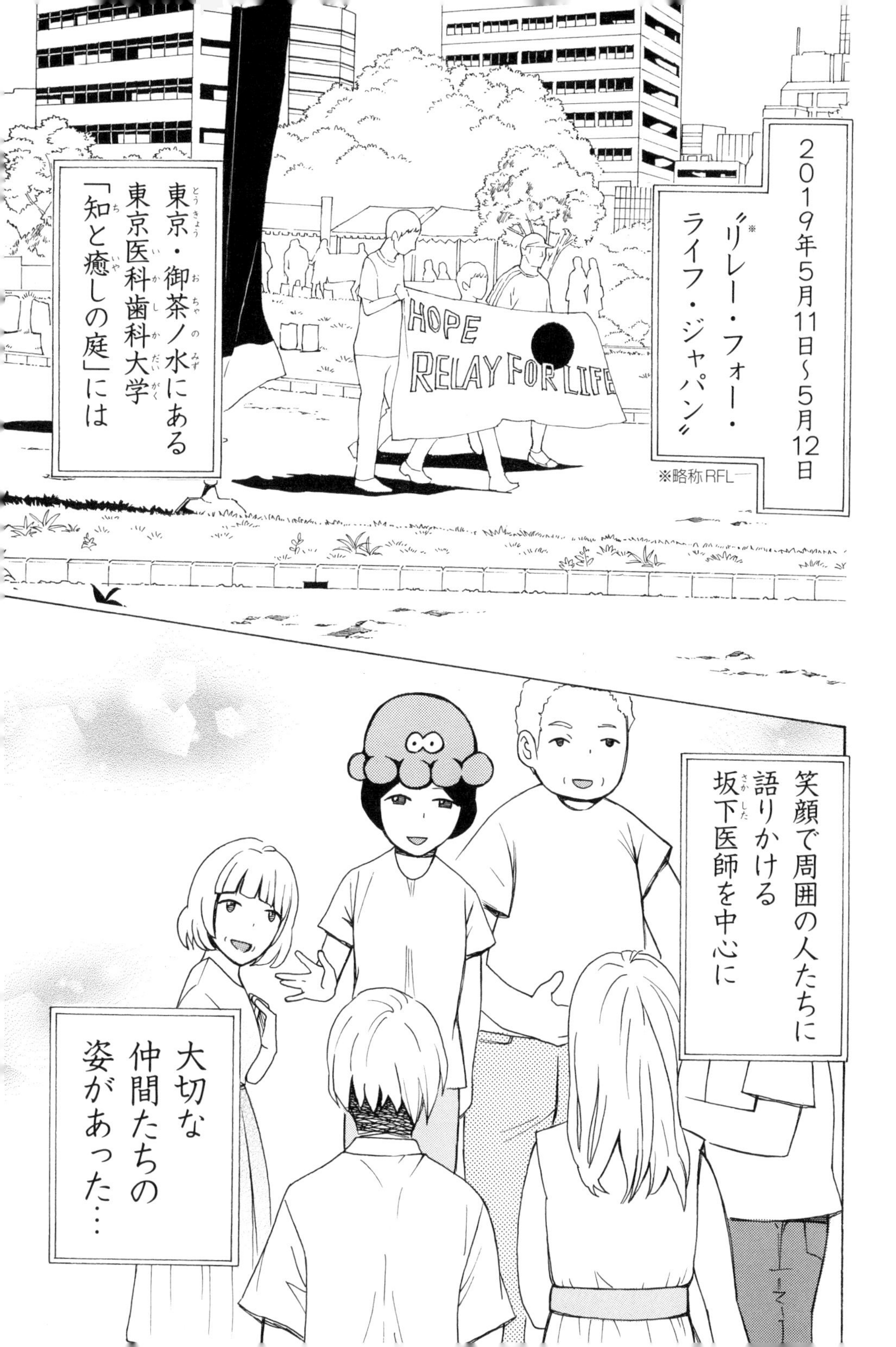
2019年5月11日〜5月12日
〝リレー・フォー・ライフ・ジャパン〟※
※略称RFL
東京《とうきょう》・御茶ノ水《おちゃのみず》にある
東京医科歯科大学《とうきょういかしかだいがく》
「知《ち》と癒《いや》しの庭」には
HOPE
RELAY FOR LIFE
笑顔で周囲の人たちに
語りかける
坂下《さかした》医師を中心に
大切な
仲間たちの
姿があった…

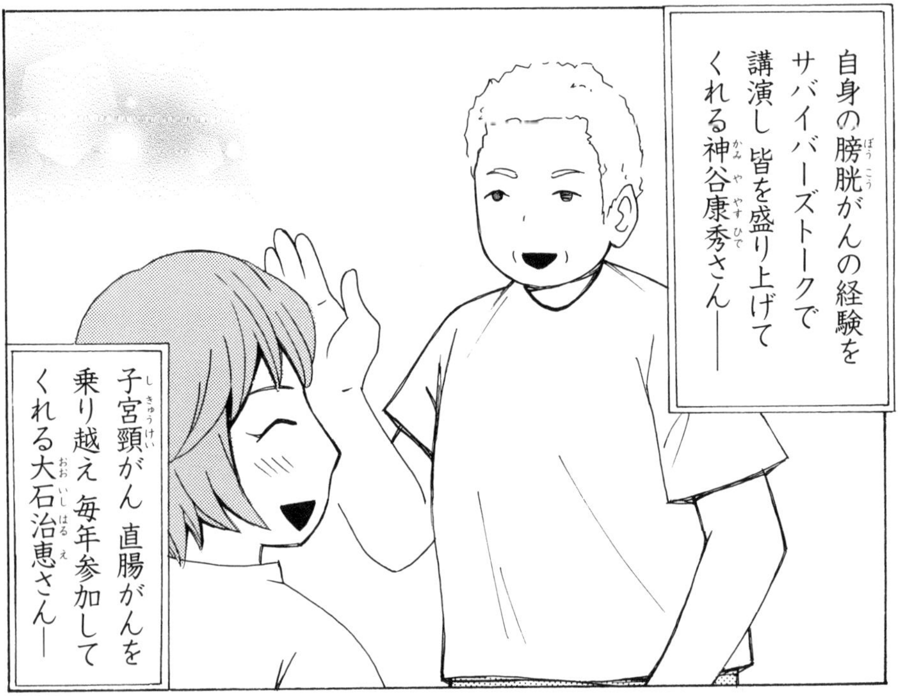
自身の膀胱《ぼうこう》がんの経験を
サバイバーズトークで
講演し 皆を盛り上げて
くれる神谷康秀《かみややすひで》さん――
子宮頸《しきゅうけい》がん 直腸がんを
乗り越え 毎年参加して
くれる大石治恵《おおいしはるえ》さん――

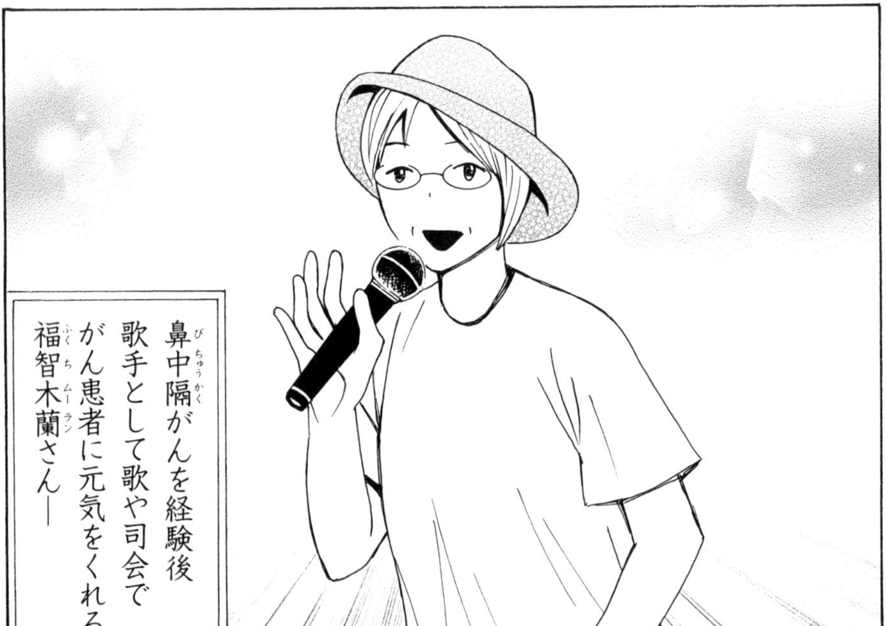
鼻中隔《びちゅうかく》がんを経験後
歌手として歌や司会で
がん患者に元気をくれる
福智木蘭《ふくちムーラン》さん――

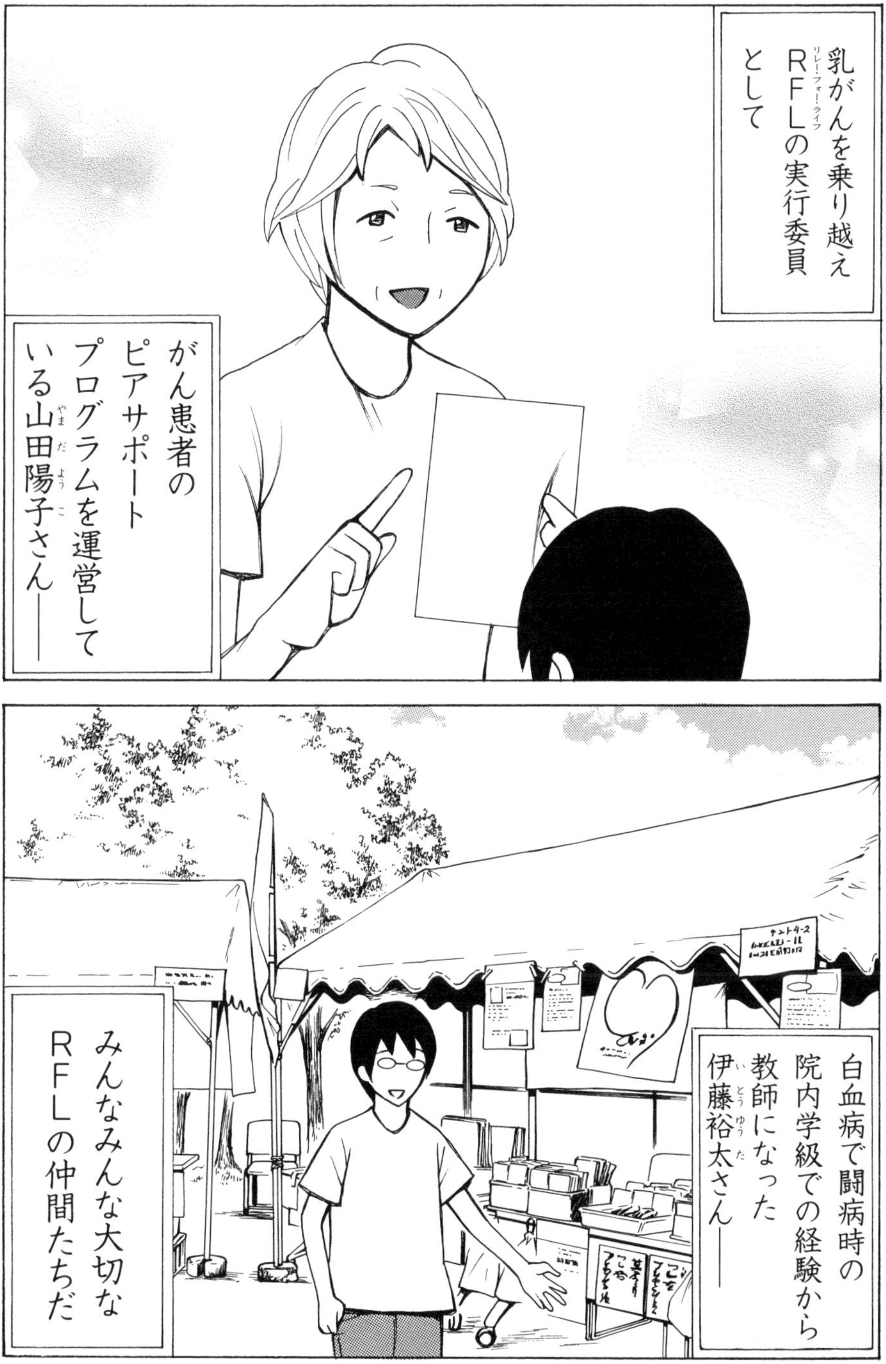
乳がんを乗り越え
RFL《リレー・フォー・ライフ》の実行委員
として
がん患者の
ピアサポート
プログラムを運営して
いる山田陽子《やまだようこ》さん――
白血病で闘病時の
院内学級での経験から
教師になった
伊藤裕太《いとうゆうた》さん――
みんなみんな大切な
RFLの仲間たちだ

坂下《さかした》千瑞子《ちずこ》（54歳）

〈東京医科歯科大学　血液内科医師〉

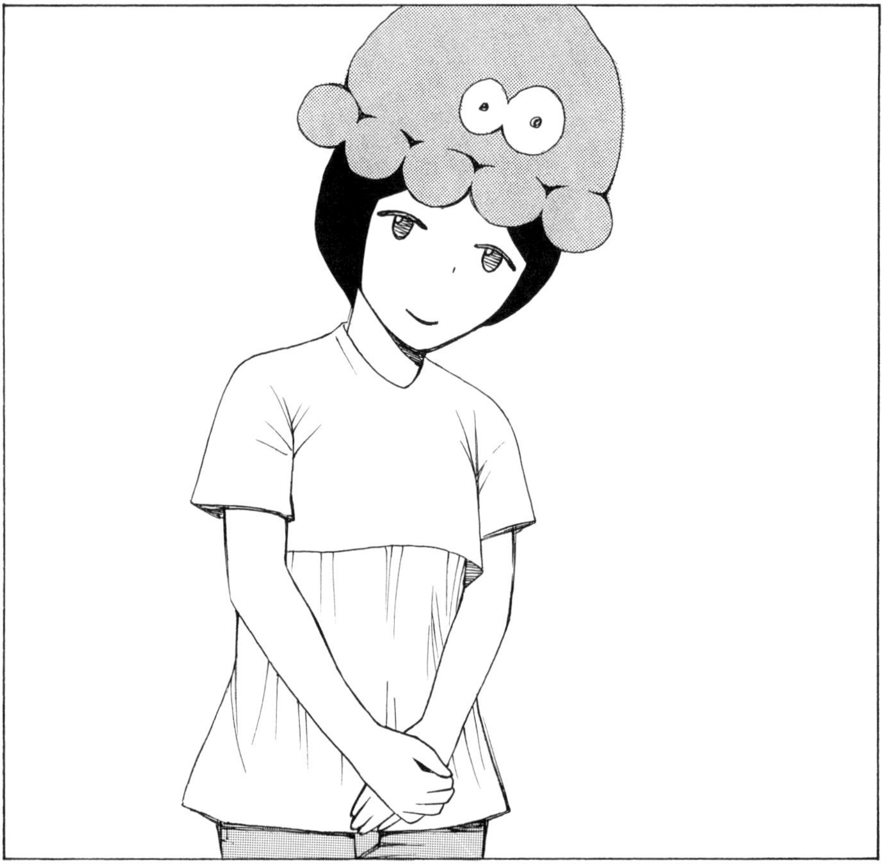

骨軟部腫瘍《こつなんぶしゅよう》サバイバー

（脊椎腫瘍《せきついしゅよう》）

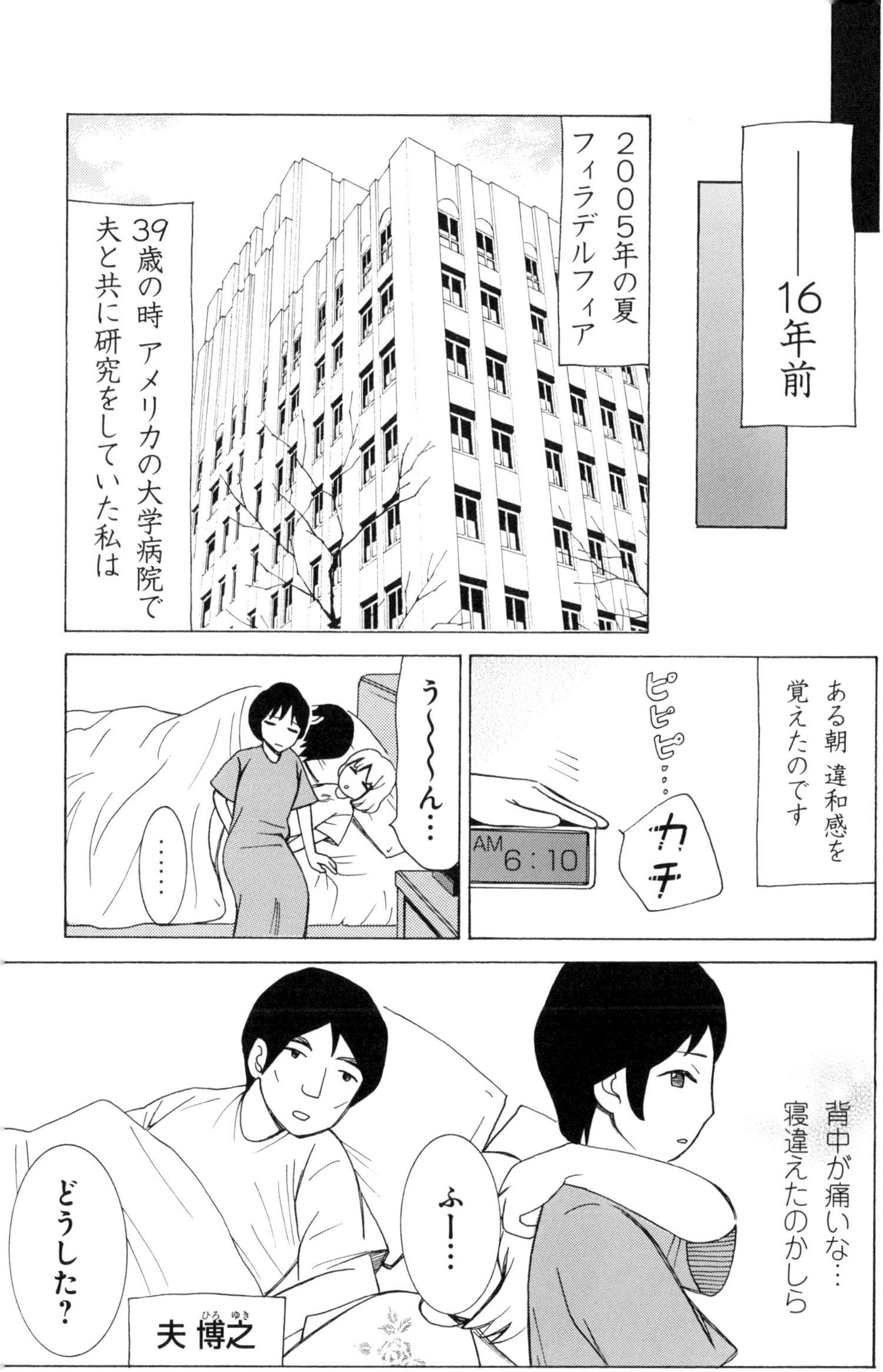
――16年前
2005年の夏
フィラデルフィア
39歳の時 アメリカの大学病院で夫と共に研究をしていた私は
ある朝 違和感を覚えたのです
ピピピ…
AM 6:10
カチ
う〜〜ん…
……
背中が痛いな…
寝違えたのかしら
ふー…
どうした？
夫 博之《ひろゆき》

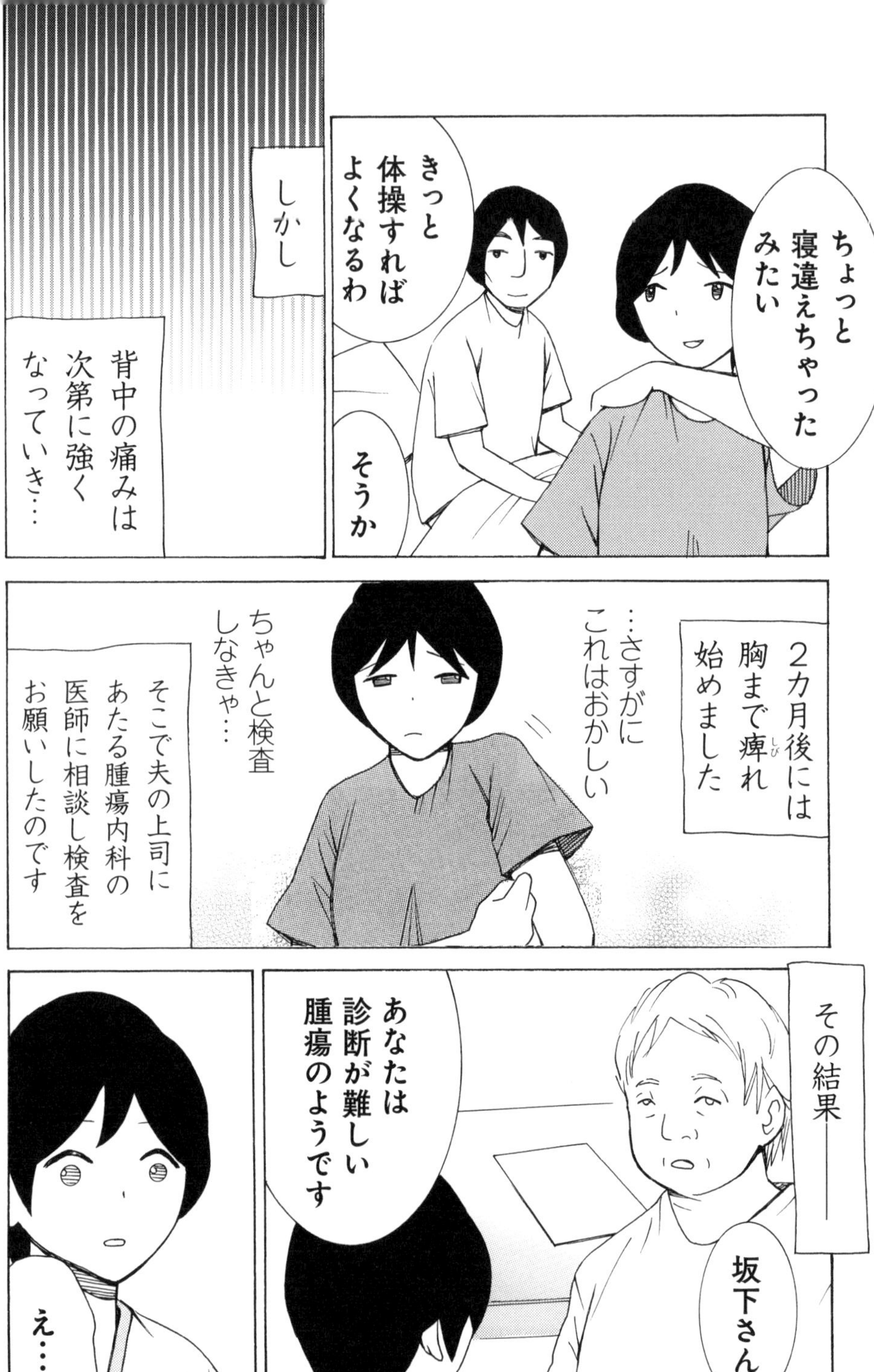
ちょっと寝違えちゃったみたい
きっと体操すればよくなるわ
そうか
しかし
背中の痛みは次第に強くなっていき…
2カ月後には胸まで痺《しび》れ始めました
…さすがにこれはおかしい
ちゃんと検査しなきゃ…
そこで夫の上司にあたる腫瘍内科の医師に相談し検査をお願いしたのです
その結果――
坂下さん
あなたは診断が難しい腫瘍のようです
え…

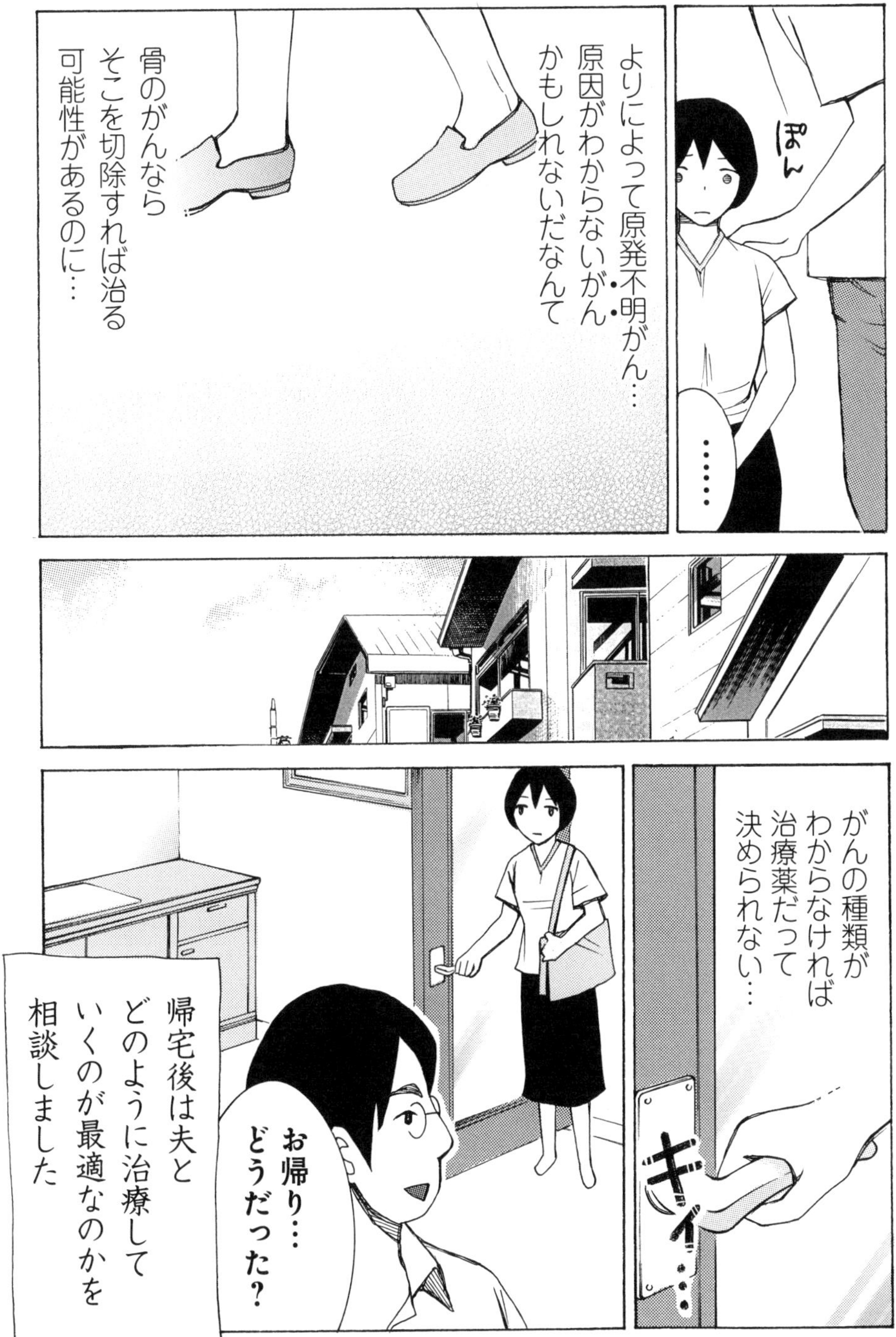
ぽん
……
よりによって原発不明がん…
原因がわからないがん
かもしれないだなんて
骨のがんなら
そこを切除すれば治る
可能性があるのに…
がんの種類が
わからなければ
治療薬だって
決められない…
ギイ…
帰宅後は夫と
どのように治療して
いくのが最適なのかを
相談しました
お帰り…
どうだった?

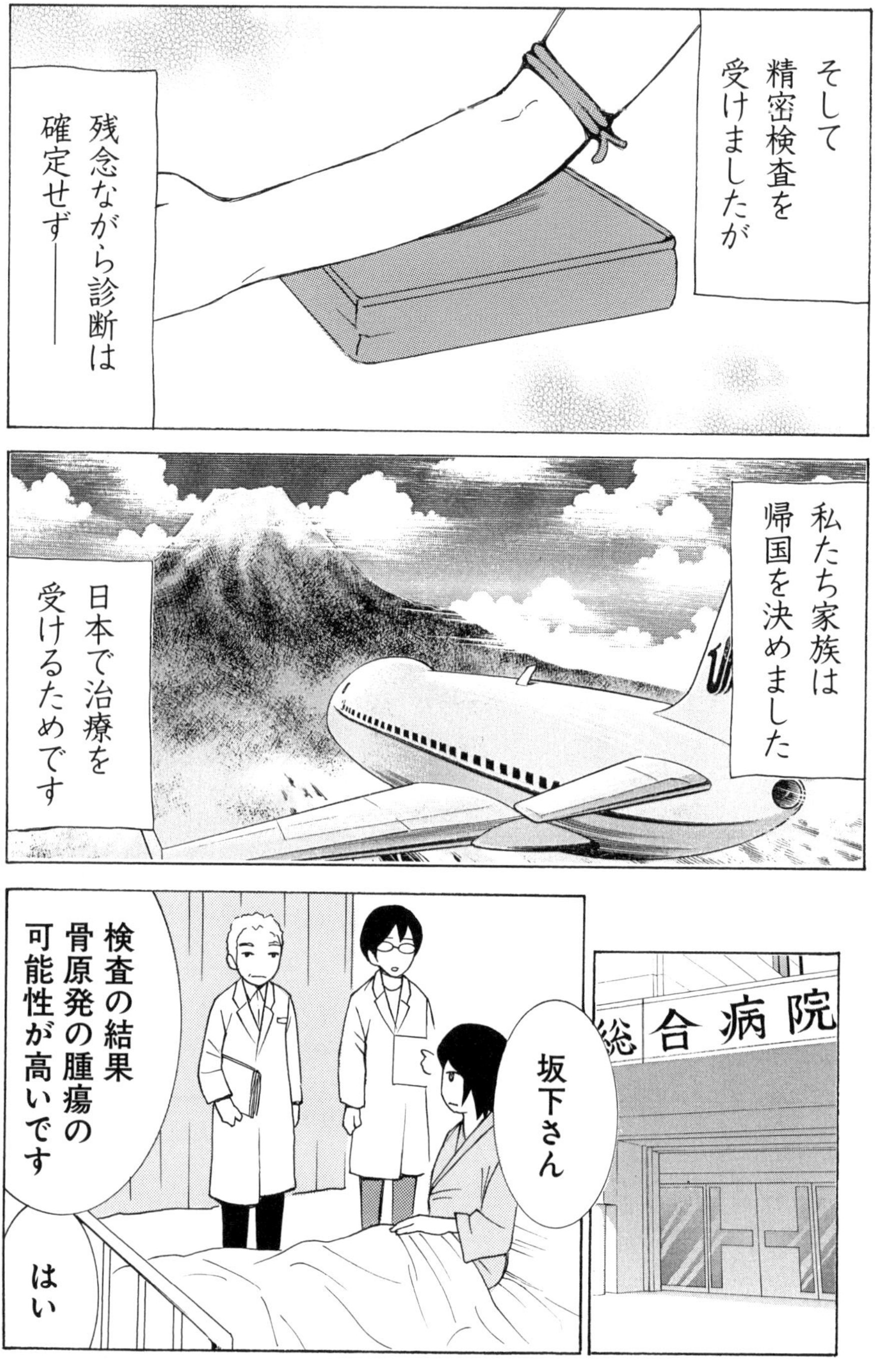

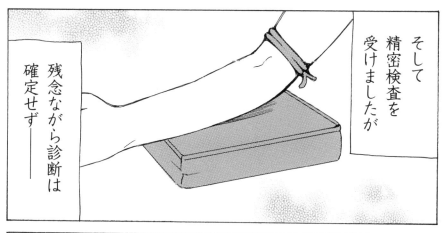

そして精密検査を受けましたが
残念ながら診断は確定せず――
私たち家族は帰国を決めました
日本で治療を受けるためです
総合病院
坂下さん
検査の結果骨原発の腫瘍の可能性が高いです
はい

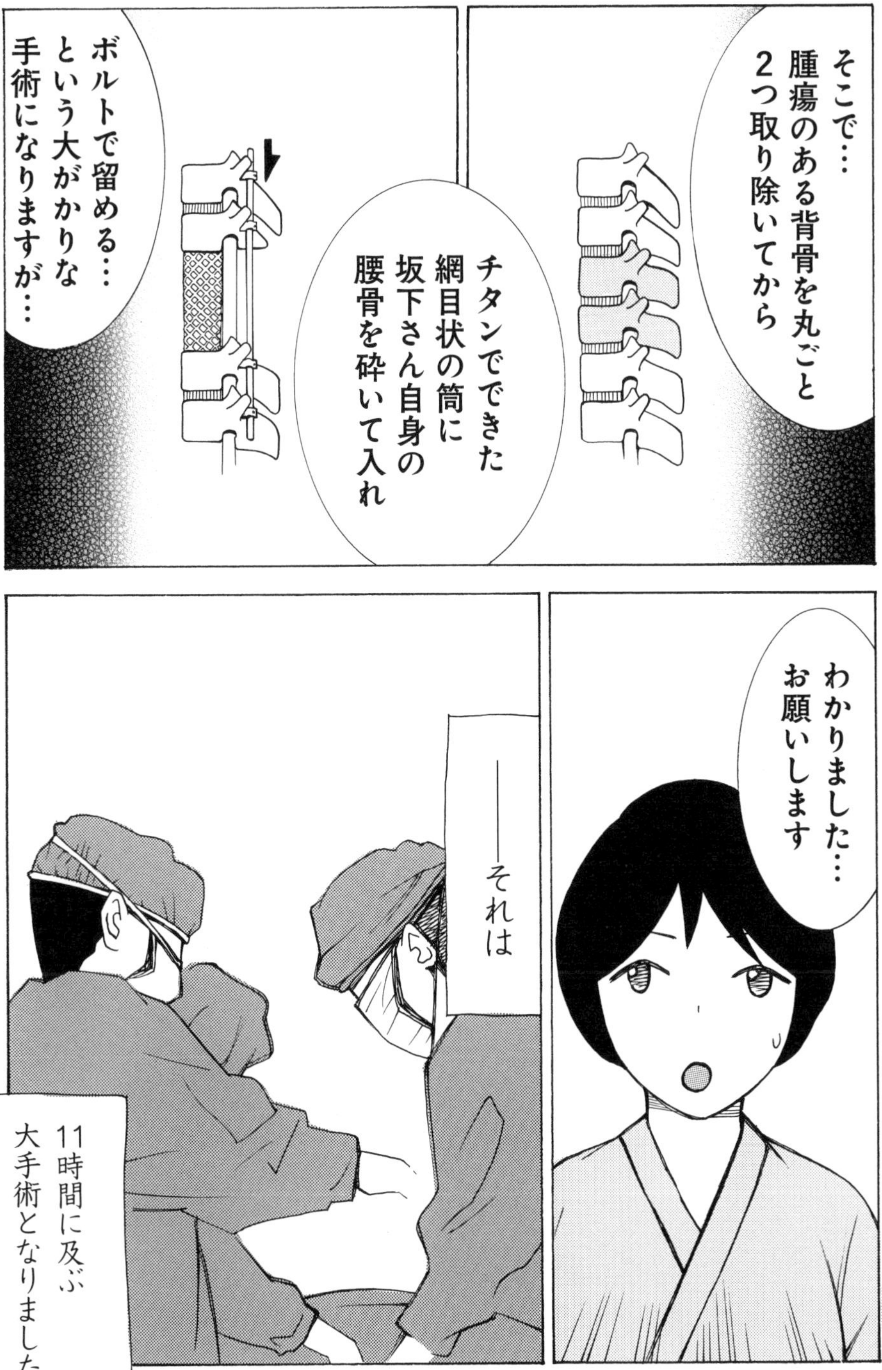
そこで…
腫瘍のある背骨を丸ごと
2つ取り除いてから
チタンでできた
網目状の筒に
坂下さん自身の
腰骨を砕いて入れ
ボルトで留める…
という大がかりな
手術になりますが…
わかりました…
お願いします
――それは
11時間に及ぶ
大手術となりました

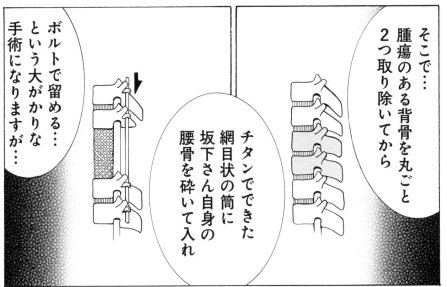

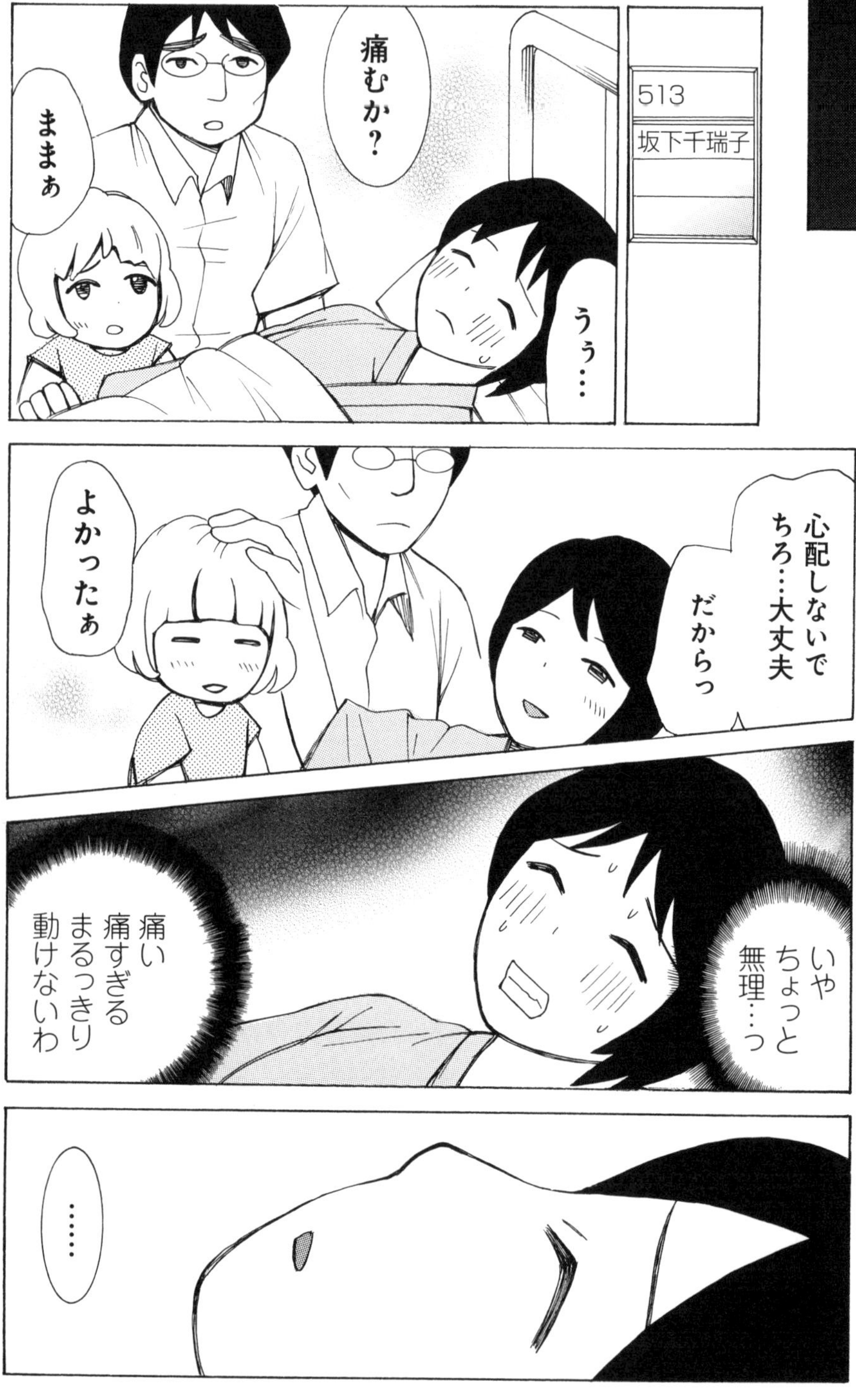
513
坂下千瑞子
うぅ…
痛むか？
ままぁ
心配しないで ちろ…大丈夫
だからっ
よかったぁ
いや ちょっと 無理…っ
痛い 痛すぎる まるっきり 動けないわ
……

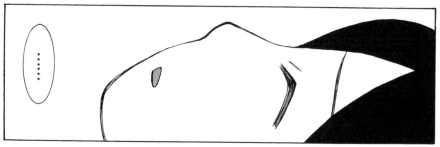

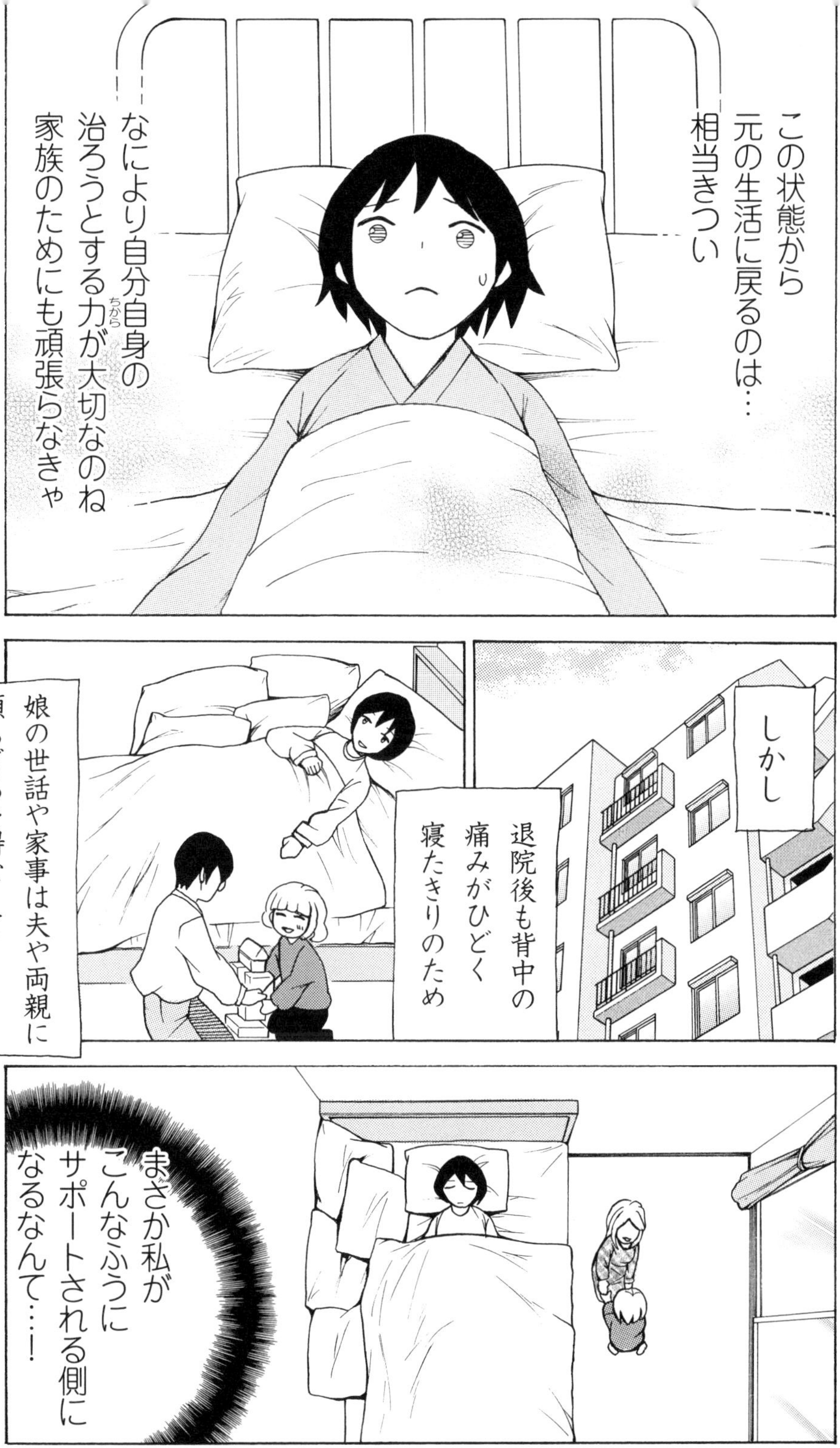
この状態から
元の生活に戻るのは…
相当きつい
なにより自分自身の
治ろうとする力《ちから》が大切なのね
家族のためにも頑張らなきゃ
しかし
退院後も背中の
痛みがひどく
寝たきりのため
娘の世話や家事は夫や両親に
頼らざるを得なくて…
まさか私が
こんなふうに
サポートされる側に
なるなんて…！

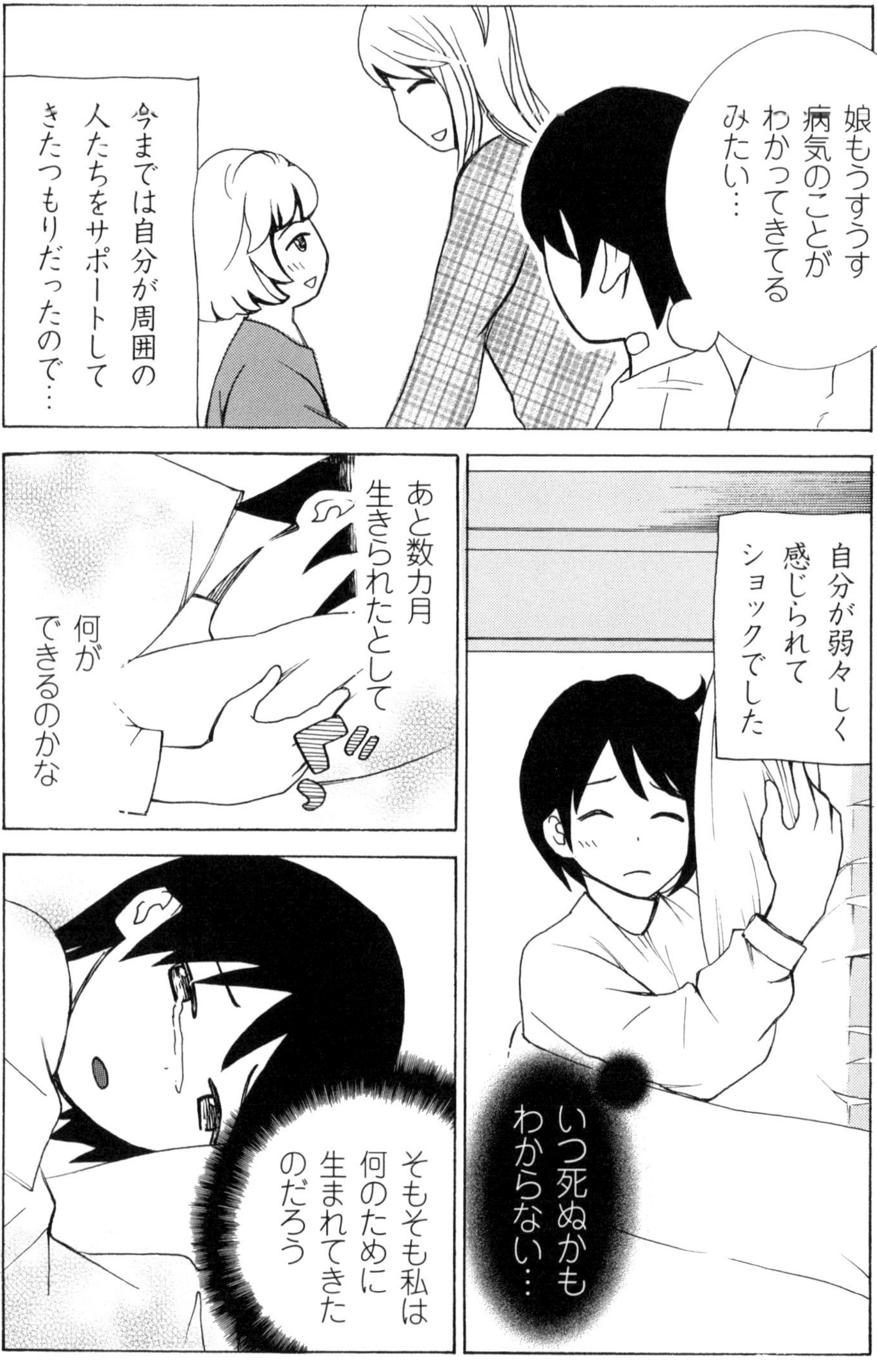
娘もうすうす病気のことがわかってきてるみたい…
今までは自分が周囲の人たちをサポートしてきたつもりだったので…
自分が弱々しく感じられてショックでした
いつ死ぬかもわからない…
あと数カ月生きられたとして
何ができるのかな
そもそも私は何のために生まれてきたのだろう

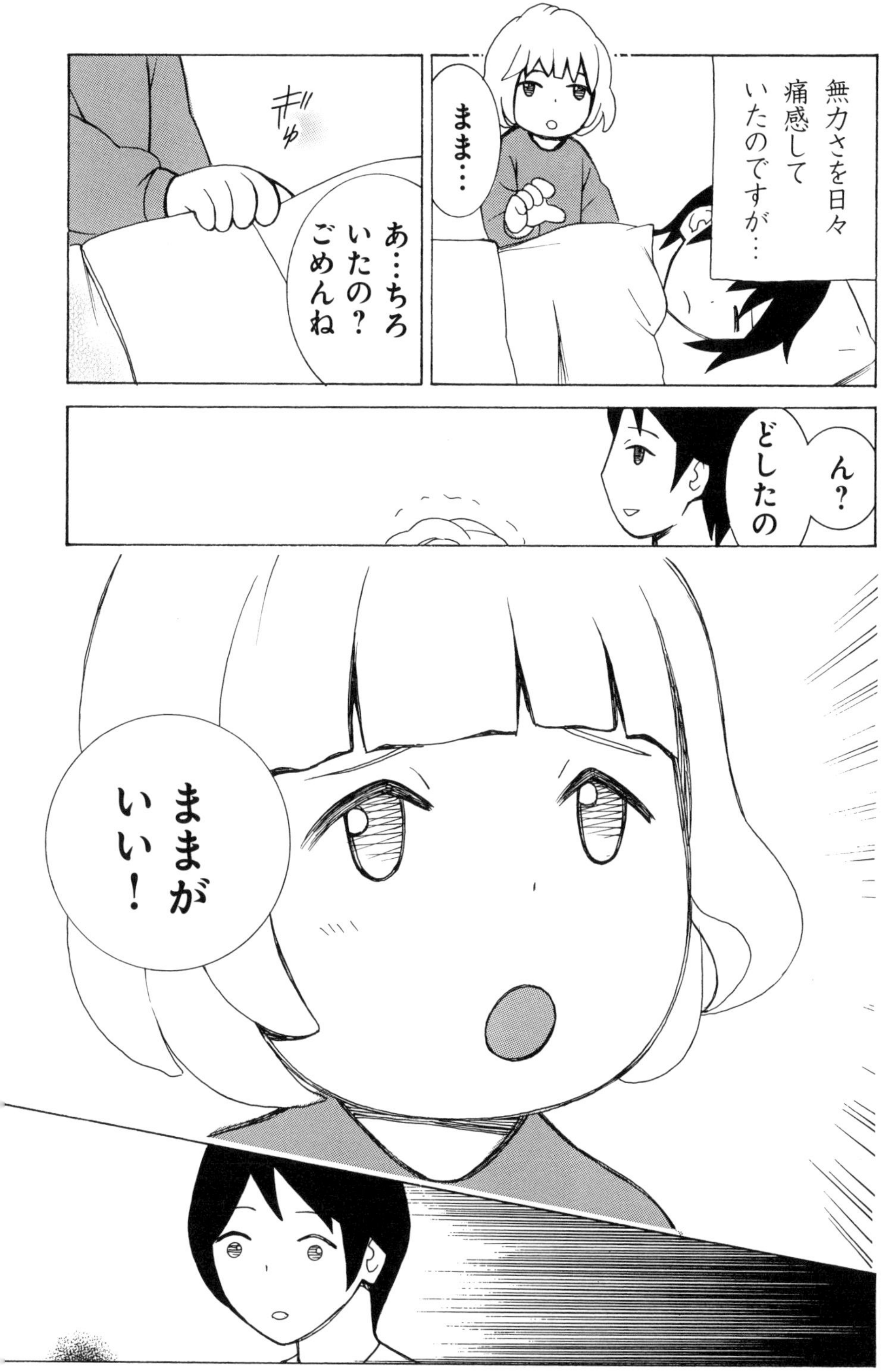
無力さを日々
痛感して
いたのですが…
まま…
ギゅ
あ…ちろ
いたの？
ごめんね
ん？
どしたの
ままが
いい！

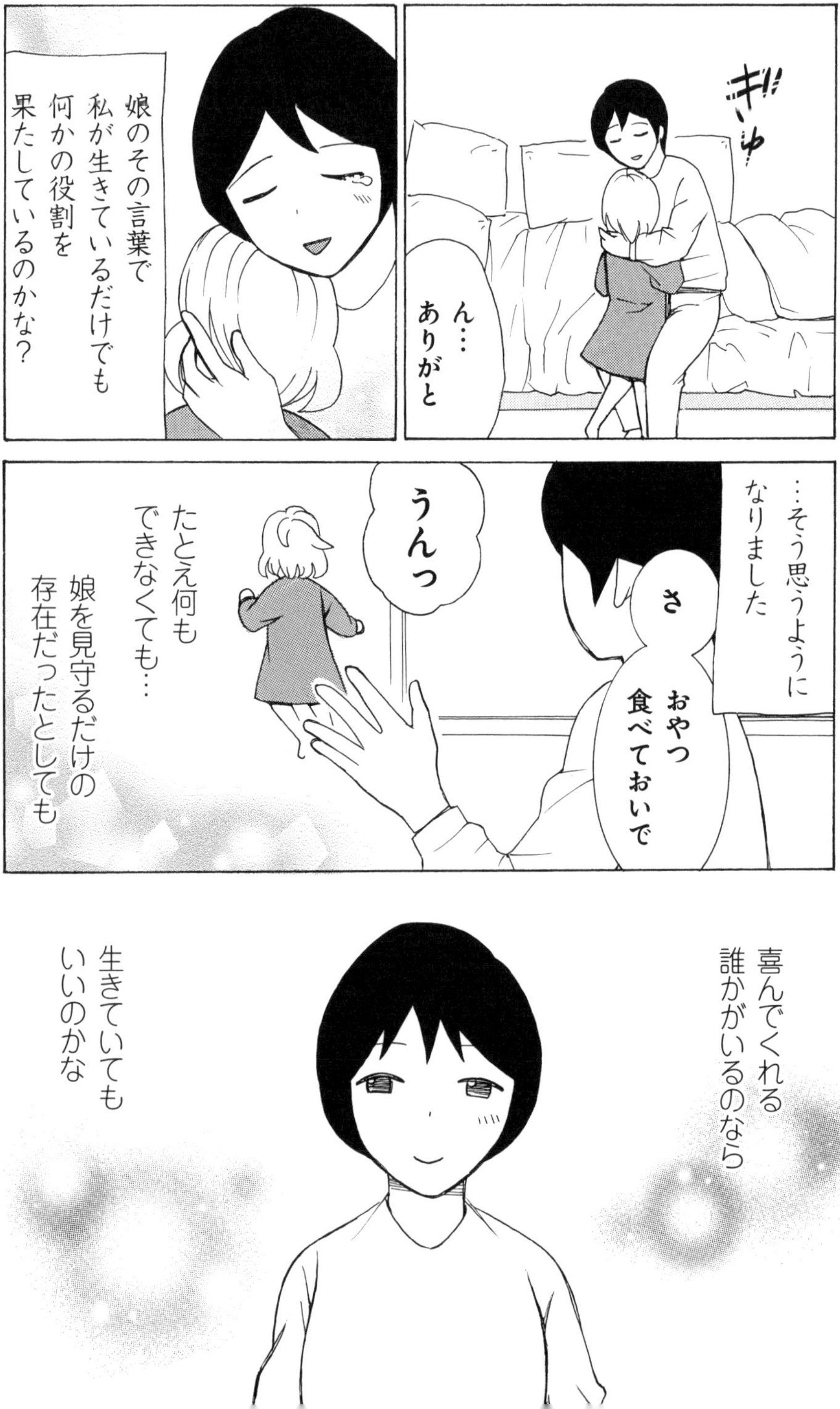

ギゅ
ん…ありがと
娘のその言葉で
私が生きているだけでも
何かの役割を
果たしているのかな？
…そう思うように
なりました
さ
おやつ
食べておいで
うんっ
たとえ何も
できなくても…
娘を見守るだけの
存在だったとしても
喜んでくれる
誰かがいるのなら
生きていても
いいのかな

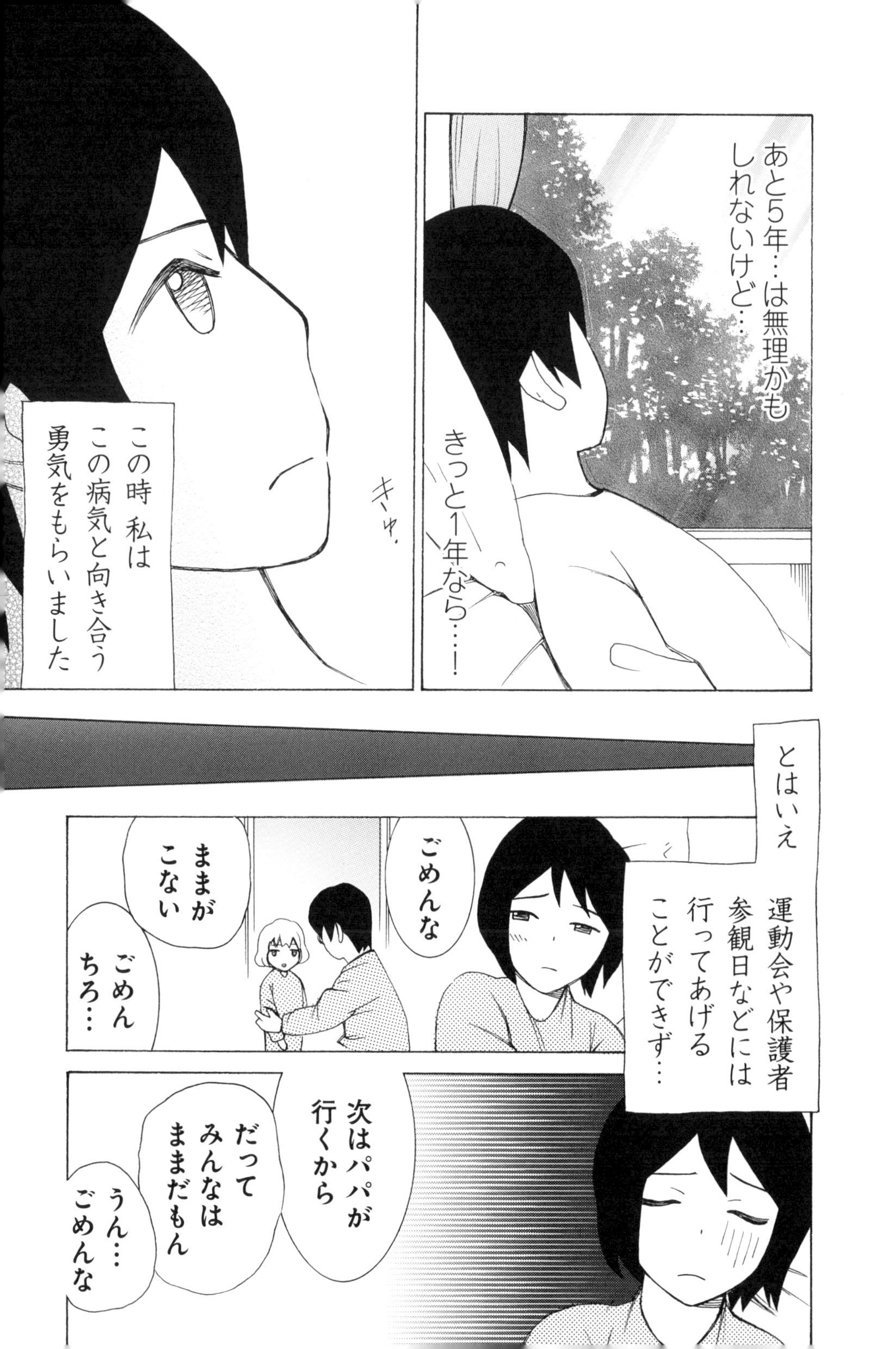
あと5年…は無理かもしれないけど…
きっと1年なら…!
キュ
この時 私はこの病気と向き合う勇気をもらいました
とはいえ
運動会や保護者参観日などには行ってあげることができず…
ごめんな
ままがこない
ごめんちろ…
次はパパが行くから
だってみんなはままだもん
うん…ごめんな

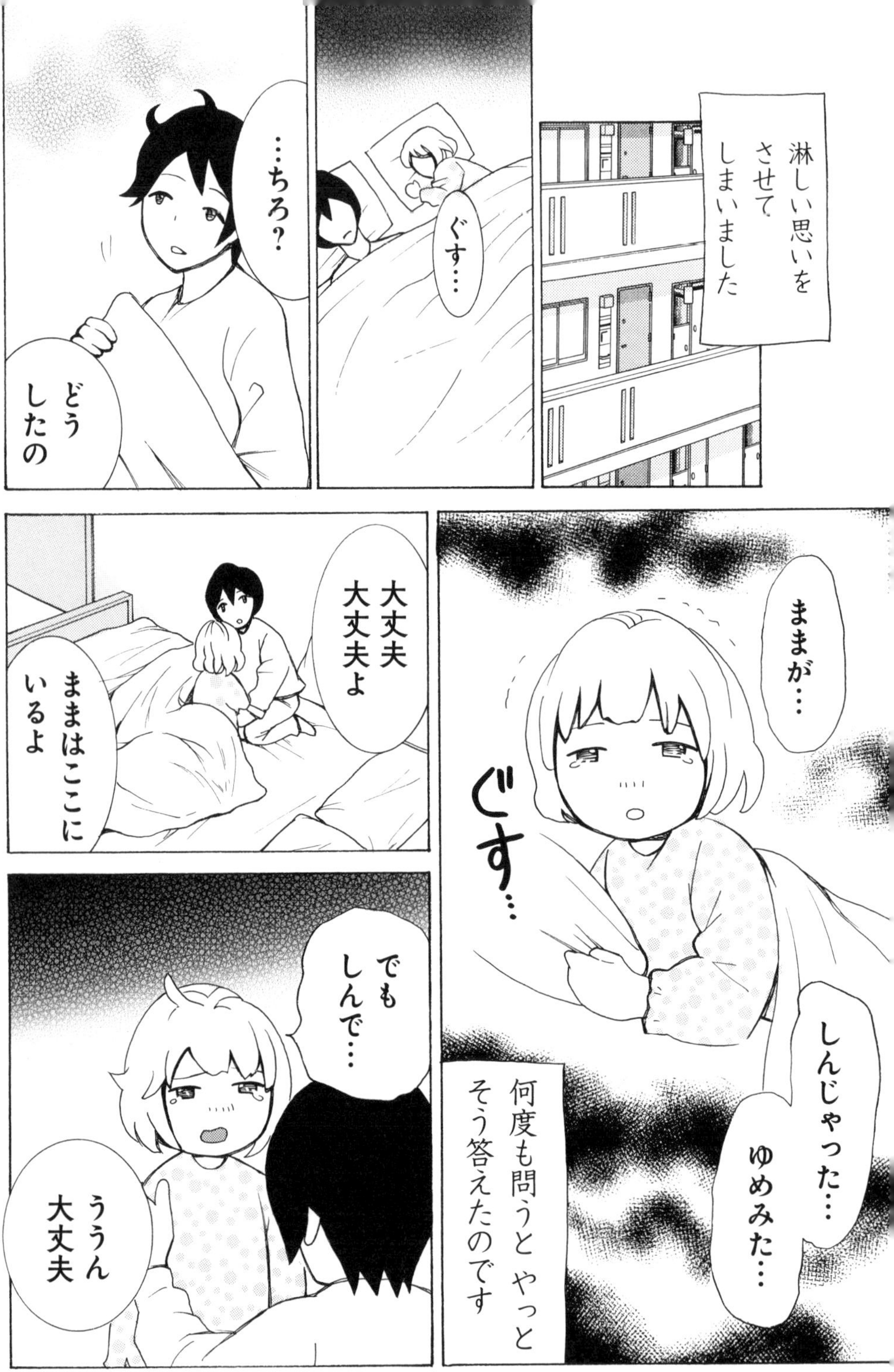

淋しい思いをさせてしまいました
ぐす…
…ちろ？
どうしたの
ままが…
ぐす…
しんじゃった…
ゆめみた…
大丈夫大丈夫よ
ままはここにいるよ
何度も問うとやっとそう答えたのです
でもしんで…
ううん大丈夫

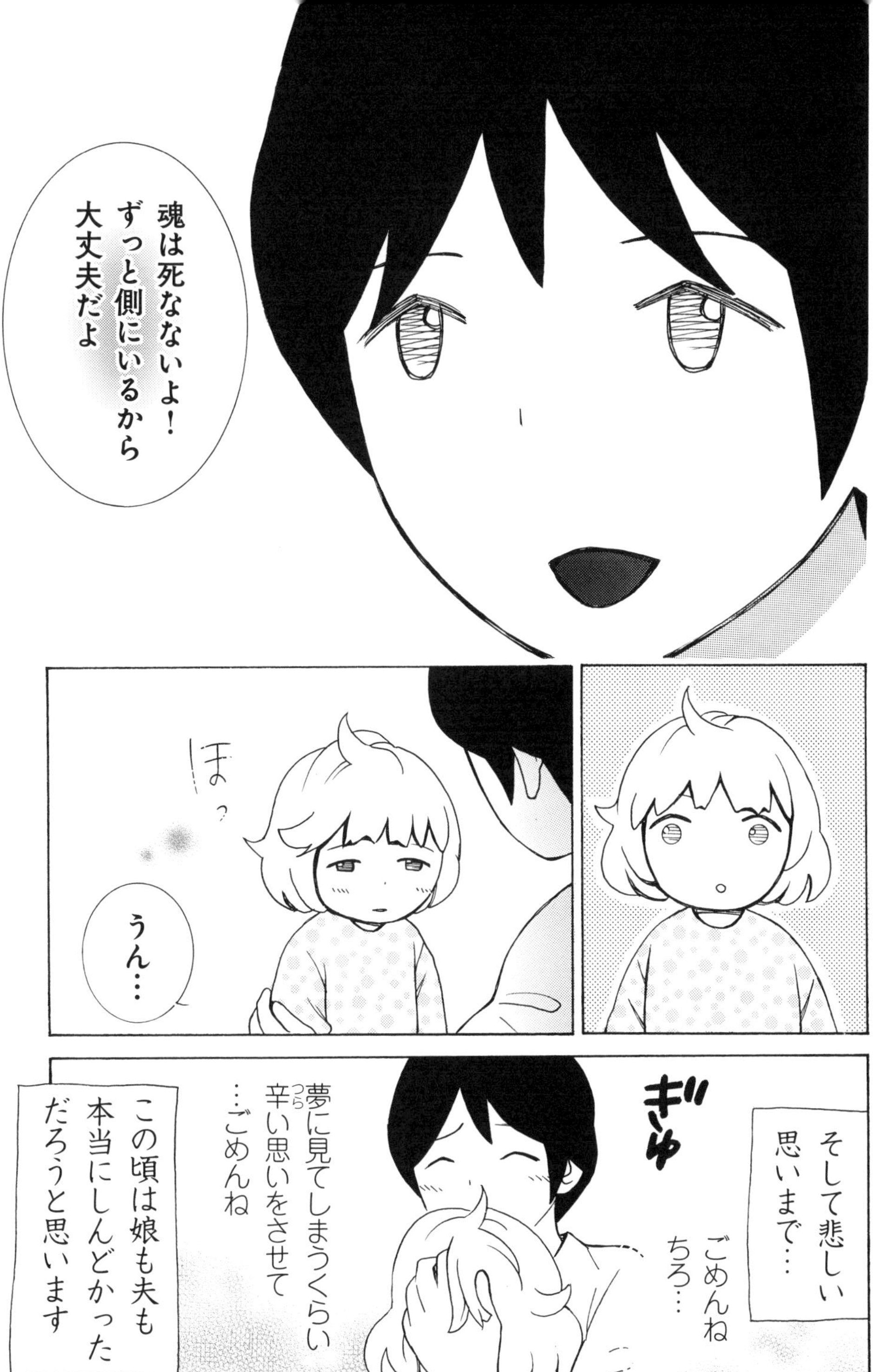
魂は死なないよ！
ずっと側にいるから
大丈夫だよ
ほっ
うん…
そして悲しい
思いまで…
ごめんね
ちろ…
ぎゅ
夢に見てしまうくらい
辛《つら》い思いをさせて
…ごめんね
この頃は娘も夫も
本当にしんどかった
だろうと思います

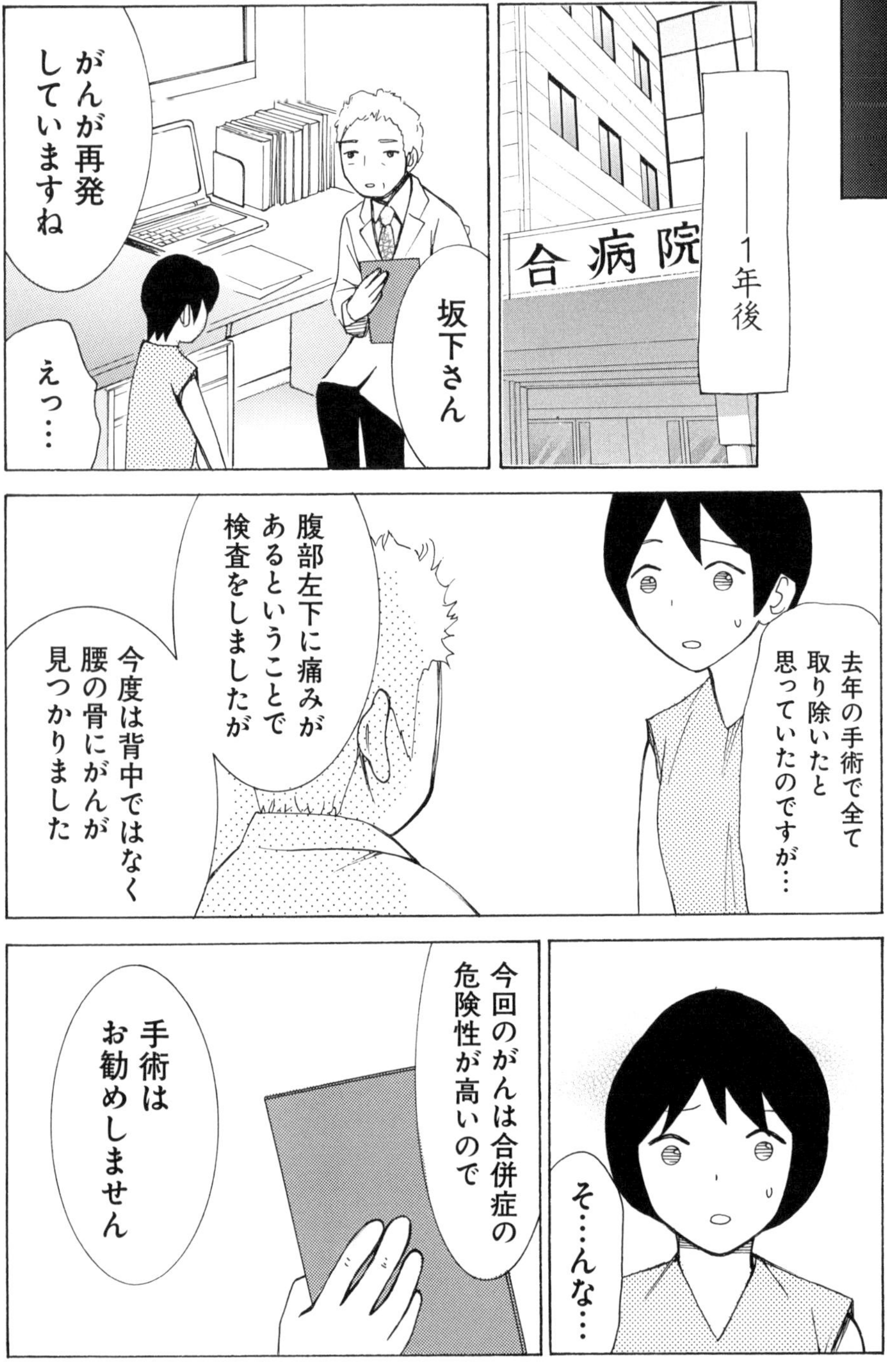
合病院
――1年後
坂下さん
がんが再発していますね
えっ…
去年の手術で全て取り除いたと思っていたのですが…
腹部左下に痛みがあるということで検査をしましたが
今度は背中ではなく腰の骨にがんが見つかりました
そ…んな…
今回のがんは合併症の危険性が高いので
手術はお勧めしません

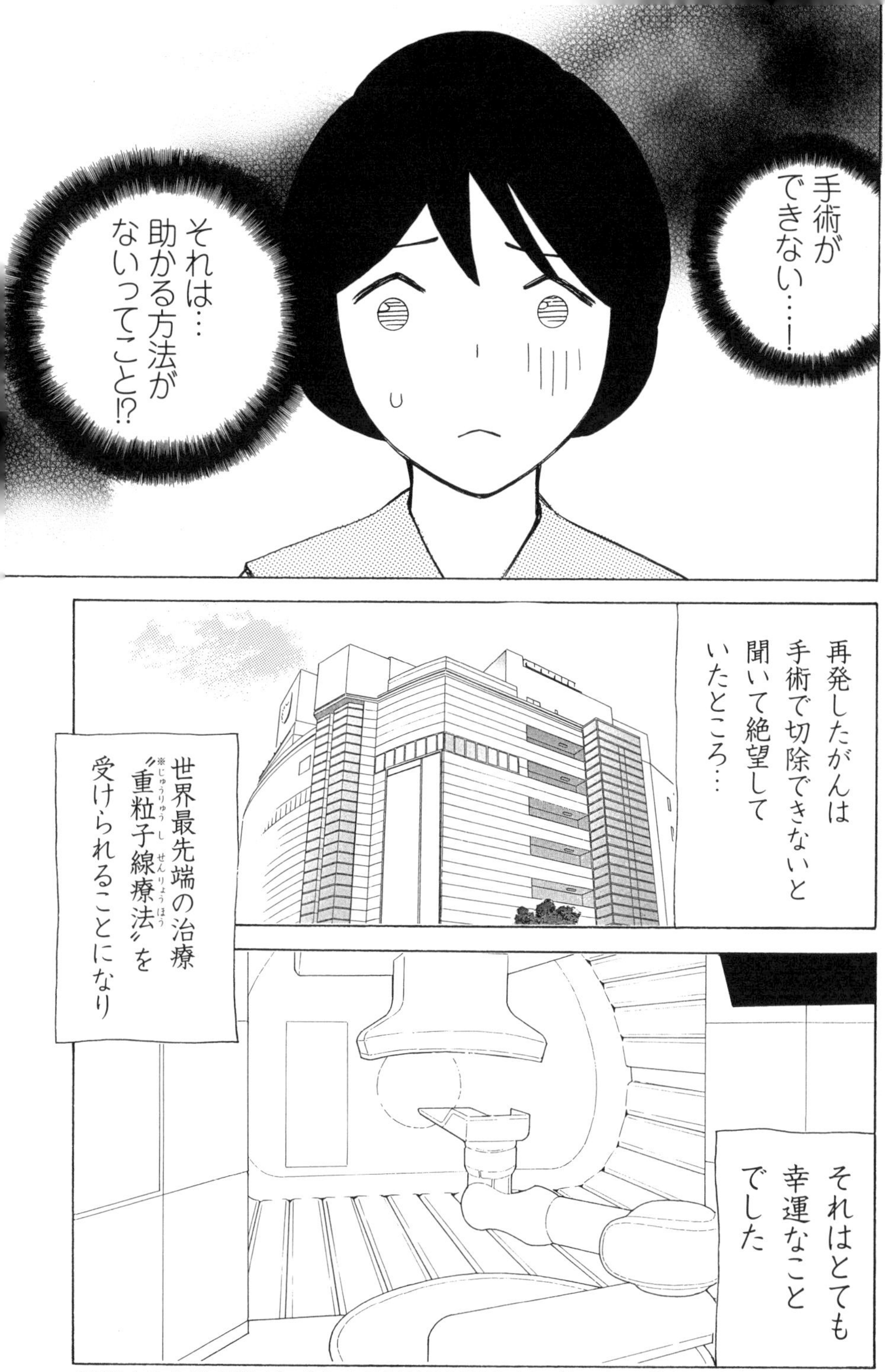
手術ができない…!
それは…助かる方法がないってこと!?
再発したがんは手術で切除できないと聞いて絶望していたところ…
世界最先端の治療※〝重粒《じゅうりゅう》子《し》線《せん》療《りょう》法《ほう》〟を受けられることになり
それはとても幸運なことでした

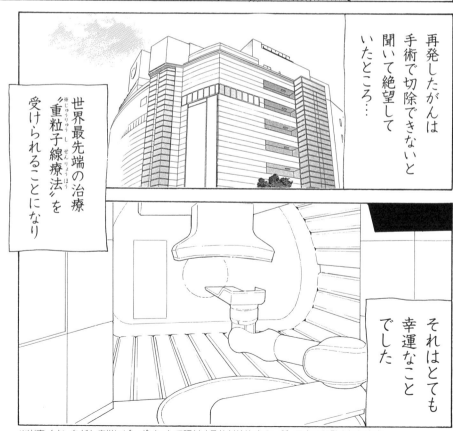

※炭素イオンをがん病巣にピンポイントで照射する放射線治療の一種。日本で開発された治療。

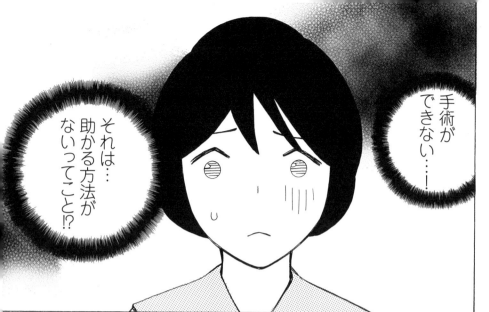

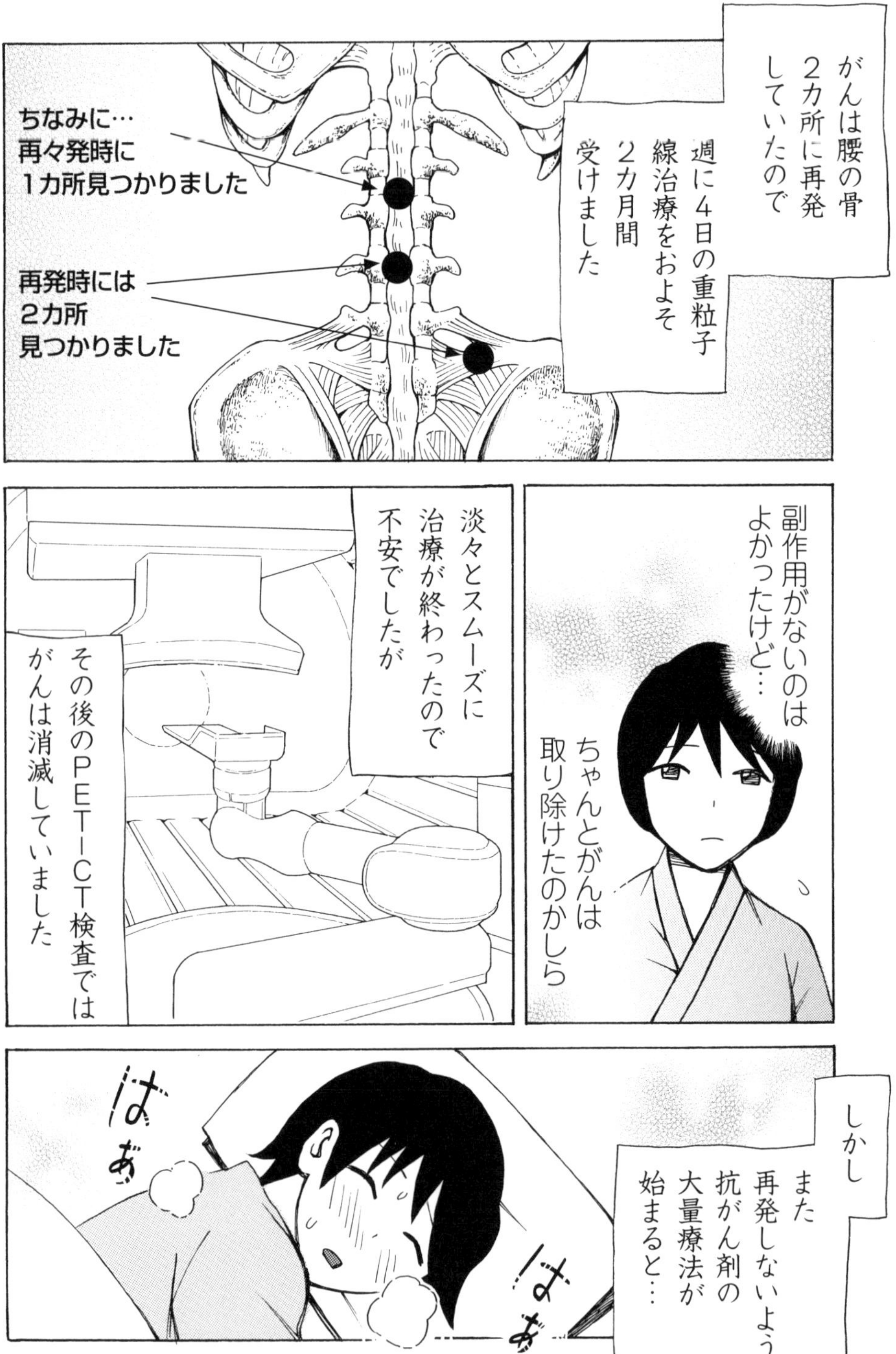
がんは腰の骨2カ所に再発していたので
週に4日の重粒子線治療をおよそ2カ月間受けました
ちなみに…再々発時に1カ所見つかりました
再発時には2カ所見つかりました
副作用がないのはよかったけど…
ちゃんとがんは取り除けたのかしら
淡々とスムーズに治療が終わったので不安でしたが
その後のPET-CT検査ではがんは消滅していました
しかし
また再発しないよう抗がん剤の大量療法が始まると…
はぁ
はぁ

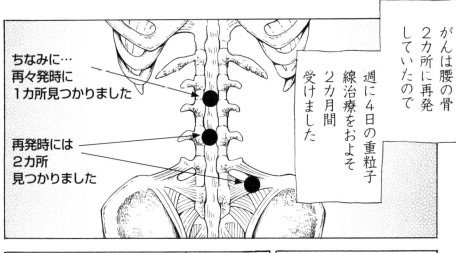

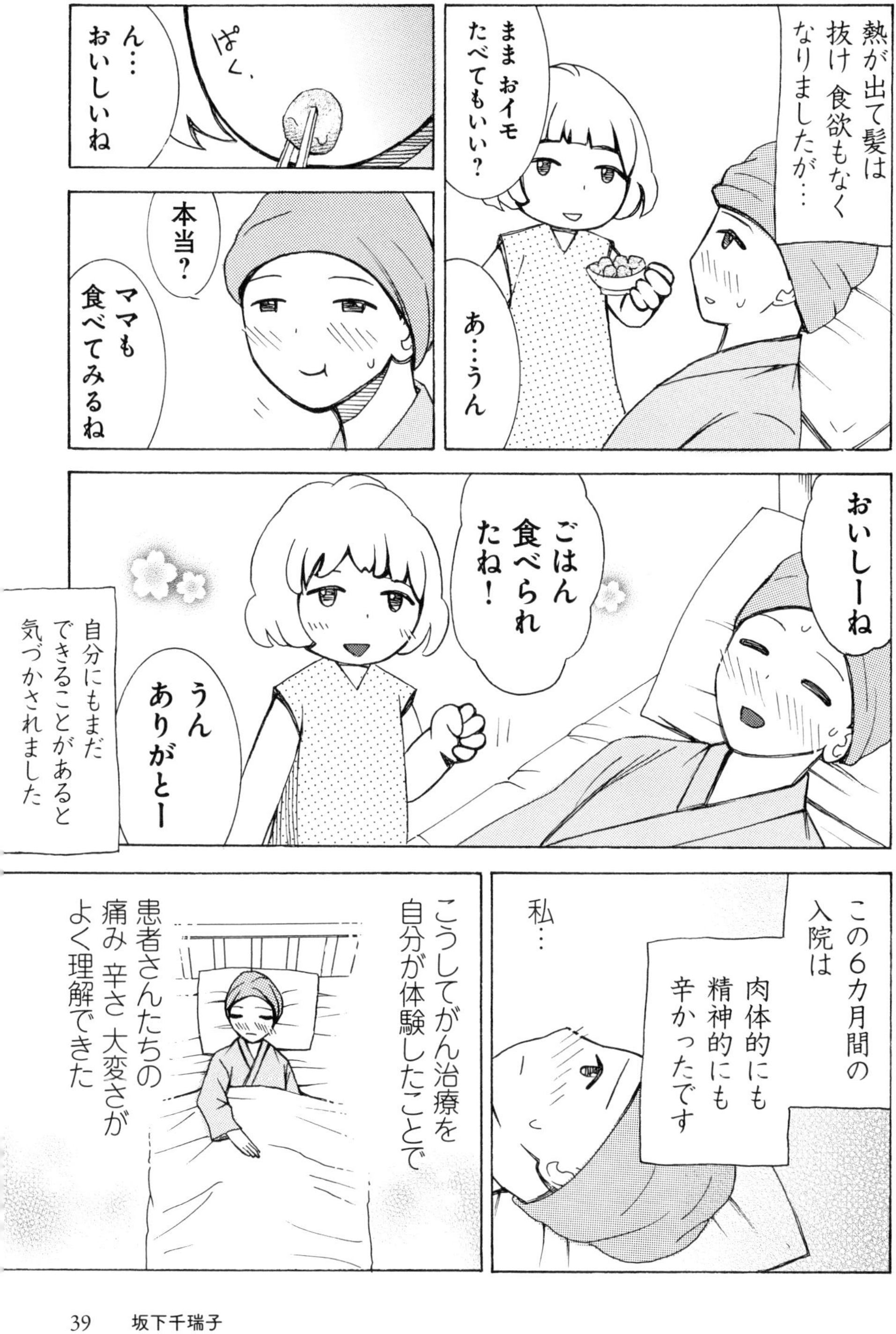
熱が出て髪は抜け 食欲もなくなりましたが…
ままおイモたべてもいい？
あ…うん
ぱく、
ん…おいしいね
本当？
ママも食べてみるね
おいしーね
ごはん食べられたね！
うん ありがとー
自分にもまだできることがあると気づかされました
この6カ月間の入院は
肉体的にも精神的にも辛かったです
私…
こうしてがん治療を自分が体験したことで
患者さんたちの痛み 辛さ 大変さがよく理解できた

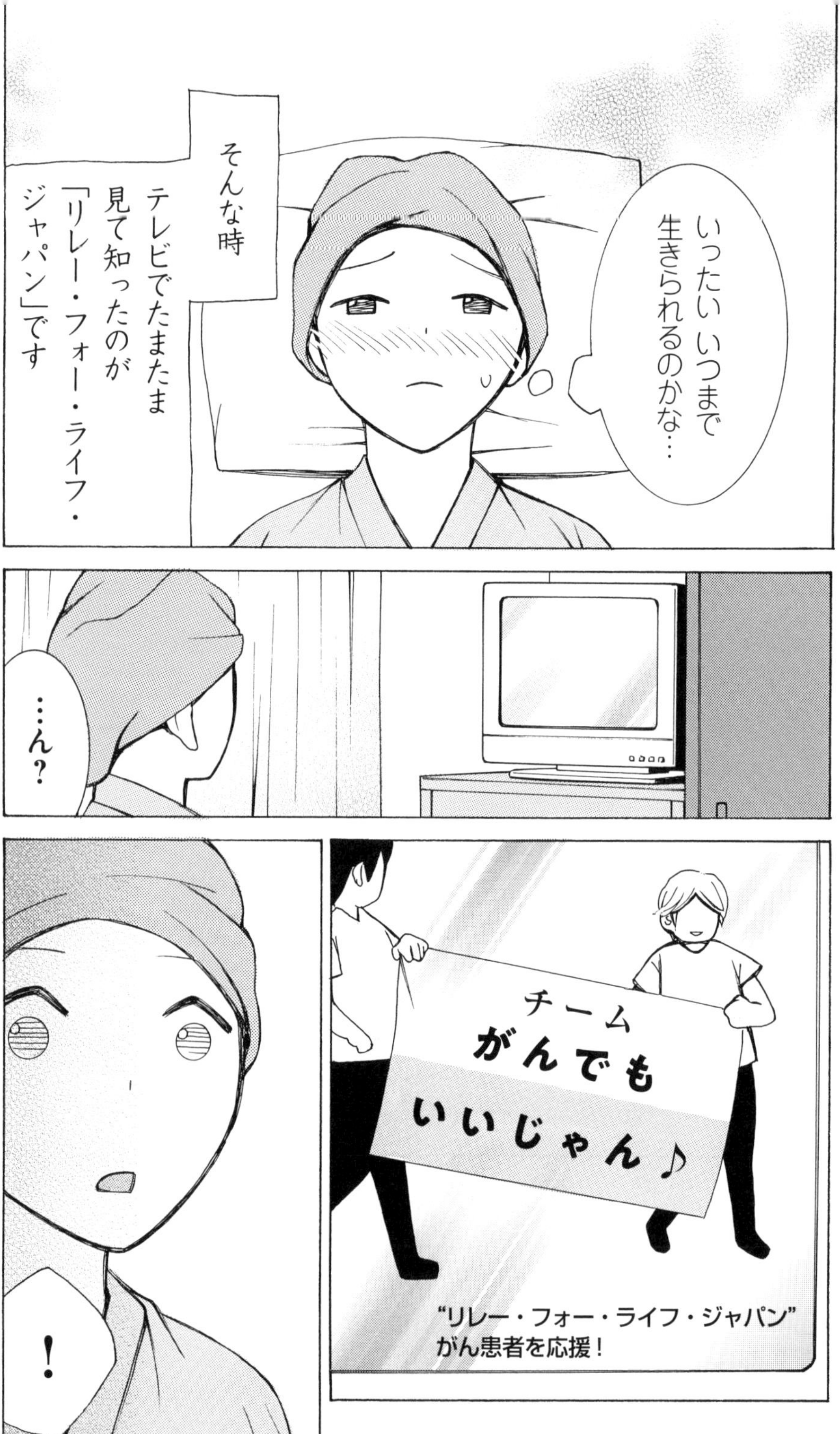

いったい いつまで
生きられるのかな…
そんな時
テレビでたまたま
見て知ったのが
「リレー・フォー・ライフ・
ジャパン」です
…ん？
チーム
がんでも
いいじゃん♪
"リレー・フォー・ライフ・ジャパン"
がん患者を応援！
！

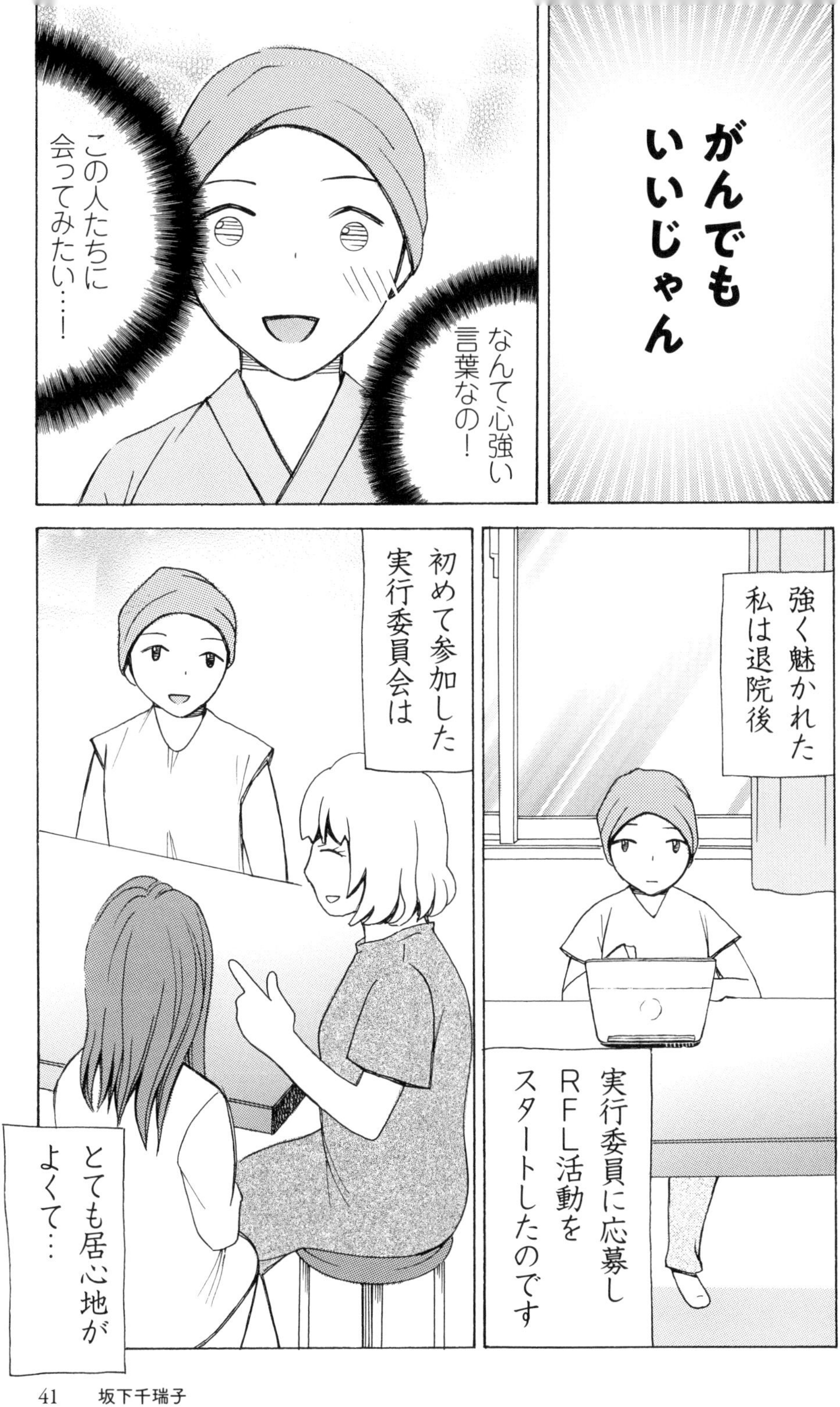

がんでもいいじゃん
なんて心強い言葉なの！
この人たちに会ってみたい…！
強く魅かれた私は退院後
実行委員に応募しＲＦＬ活動をスタートしたのです
初めて参加した実行委員会は
とても居心地がよくて…

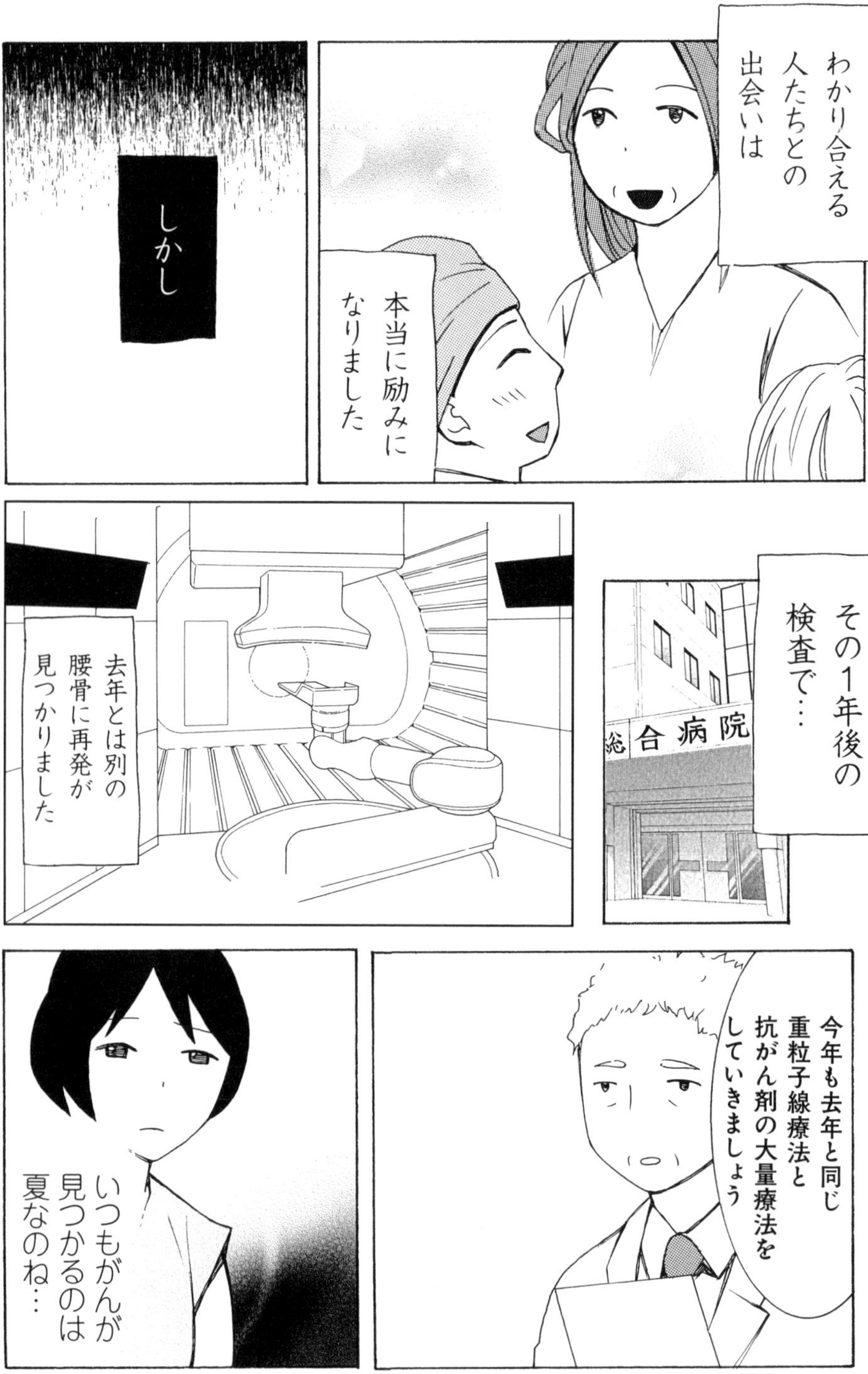
がんについてわかり合える人たちとの出会いは
本当に励みになりました
しかし
その1年後の検査で…
総合病院
去年とは別の腰骨に再発が見つかりました
今年も去年と同じ重粒子線療法と抗がん剤の大量療法をしていきましょう
いつもがんが見つかるのは夏なのね…

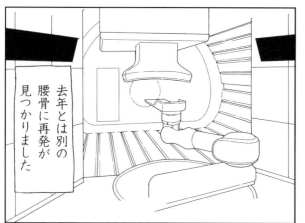

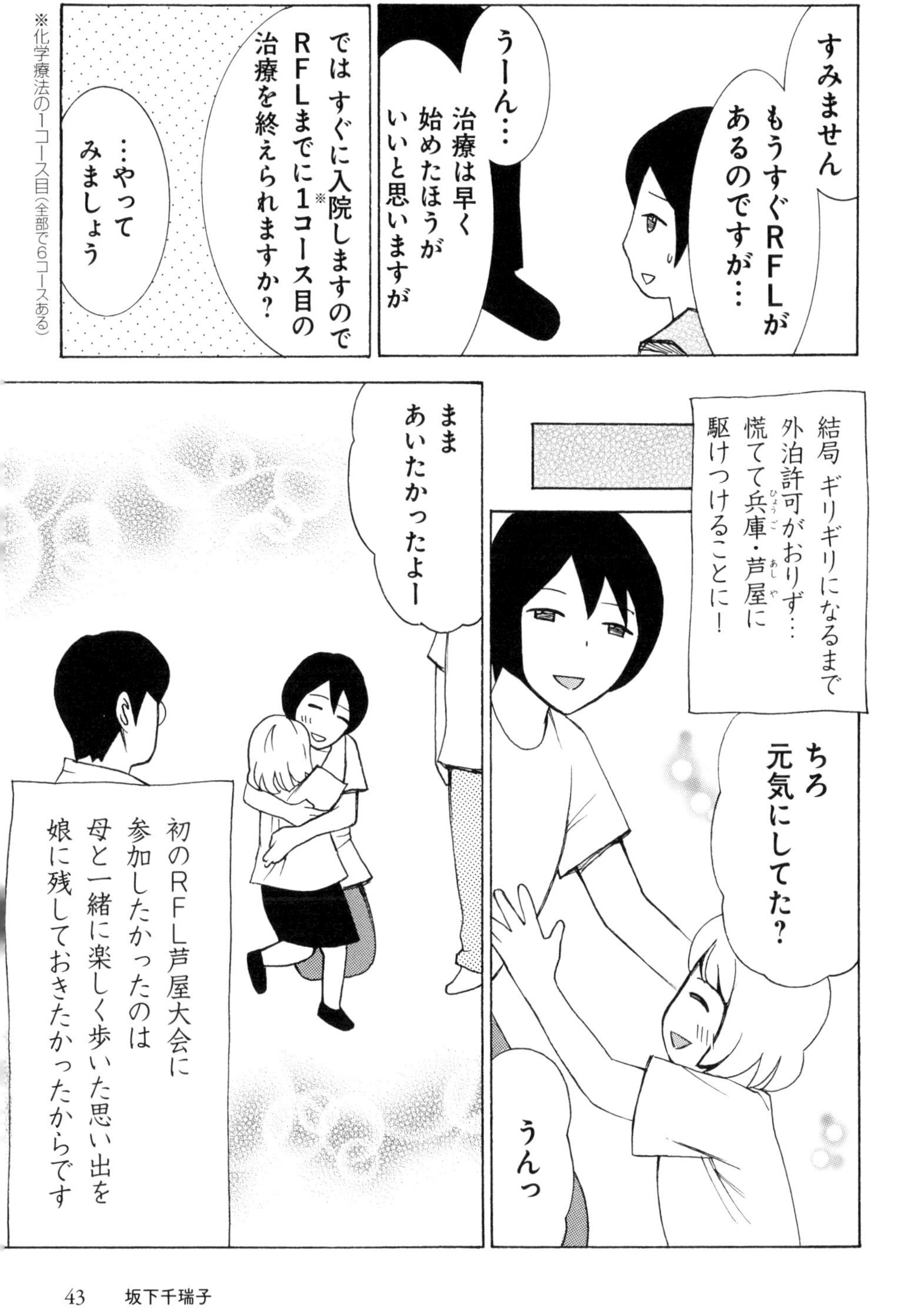
すみません
もうすぐRFLがあるのですが…
うーん…
治療は早く始めたほうがいいと思いますが
ではすぐに入院しますのでRFLまでに1コース目※の治療を終えられますか？
…やってみましょう
※化学療法の1コース目（全部で6コースある）
結局 ギリギリになるまで外泊許可がおりず…慌てて兵庫《ひょうご》・芦屋《あしや》に駆けつけることに！
ちろ元気にしてた？
うんっ
ままあいたかったよー
初のRFL芦屋大会に参加したかったのは母と一緒に楽しく歩いた思い出を娘に残しておきたかったからです

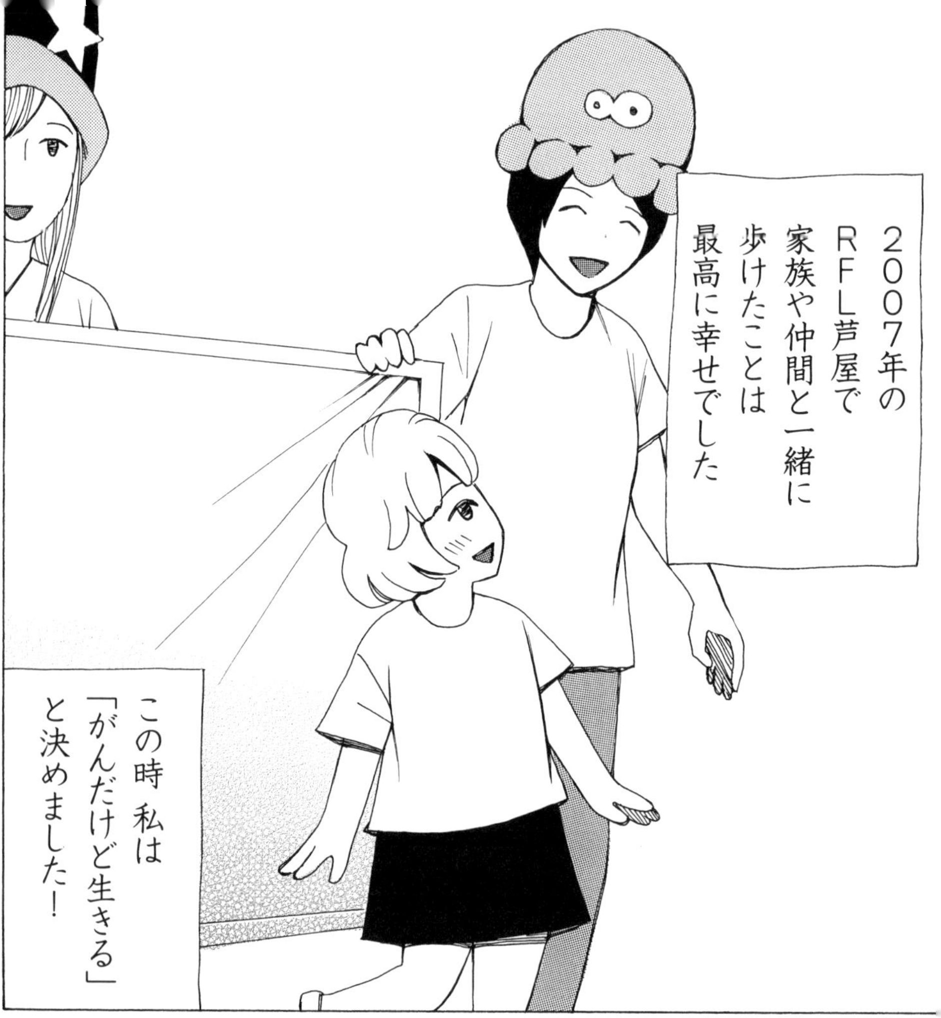
2007年の
RFL芦屋で
家族や仲間と一緒に
歩けたことは
最高に幸せでした
この時 私は
「がんだけど生きる」
と決めました!

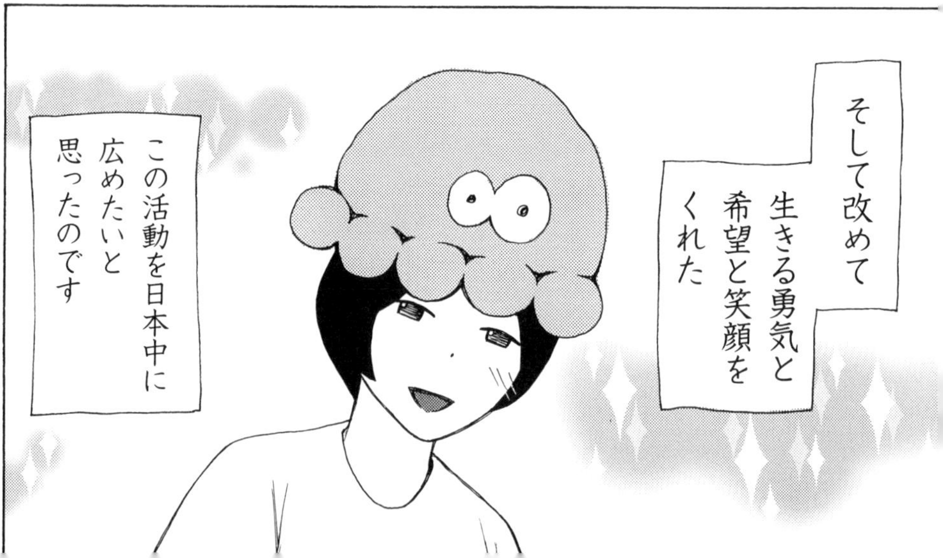
そして改めて
生きる勇気と
希望と笑顔を
くれた
この活動を日本中に
広めたいと
思ったのです

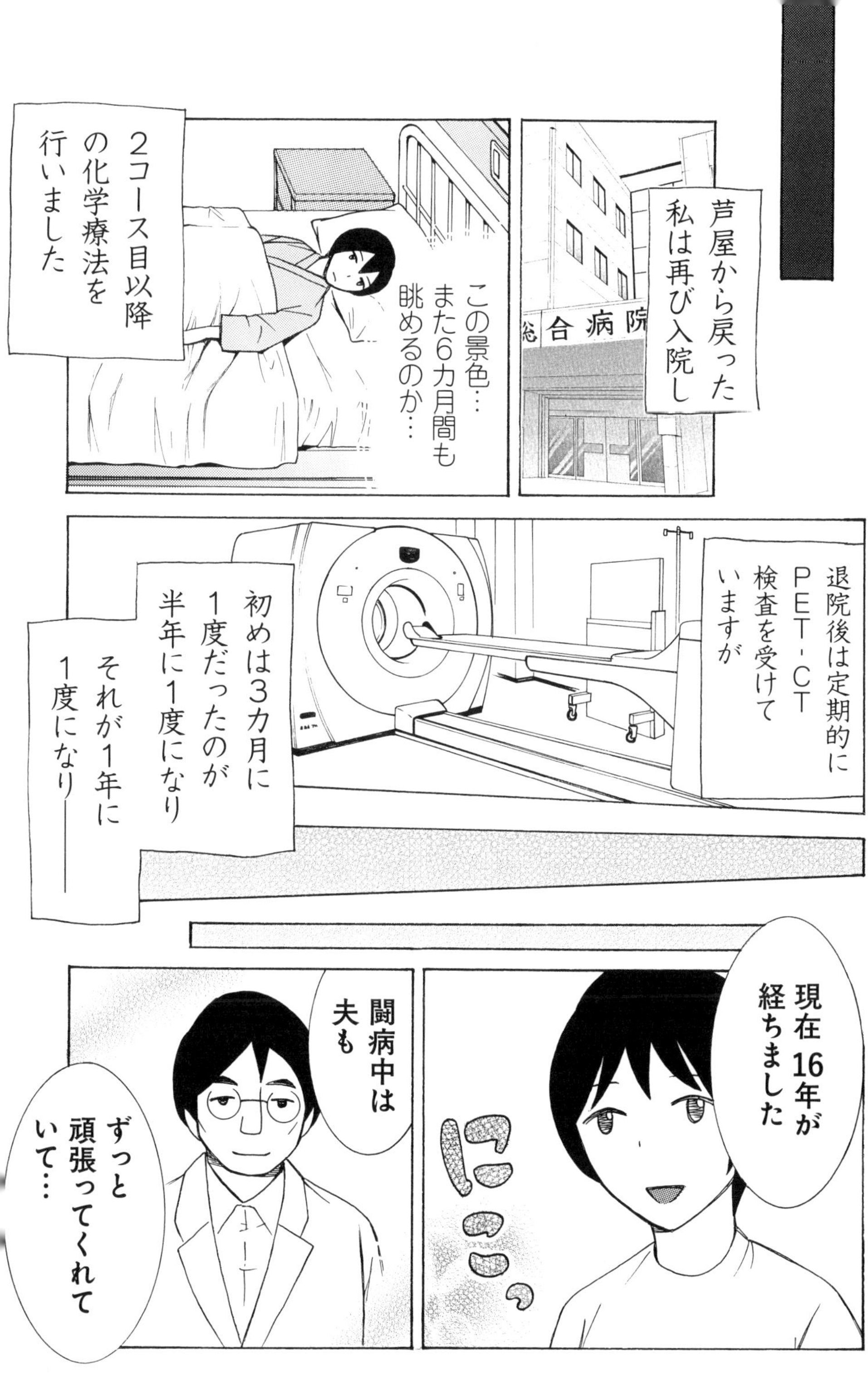
芦屋から戻った私は再び入院し
合病院
この景色…また6カ月間も眺めるのか…
2コース目以降の化学療法を行いました
退院後は定期的にPET-CT検査を受けていますが
初めは3カ月に1度だったのが半年に1度になり
それが1年に1度になり——
現在16年が経ちました
にこっ
闘病中は夫も
ずっと頑張ってくれていて…

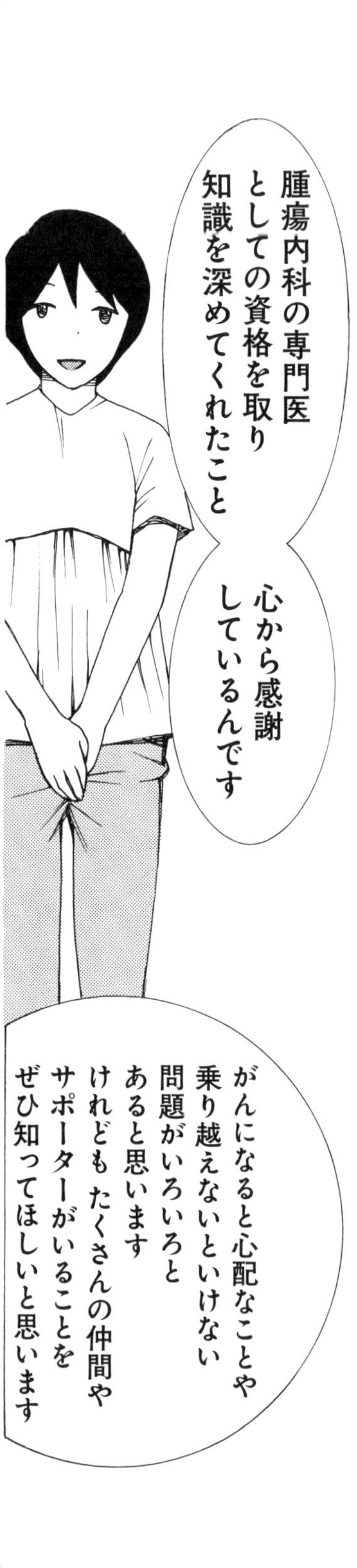
腫瘍内科の専門医
としての資格を取り
知識を深めてくれたこと
心から感謝
しているんです
がんになると心配なことや
乗り越えないといけない
問題がいろいろと
あると思います
けれども たくさんの仲間や
サポーターがいることを
ぜひ知ってほしいと思います

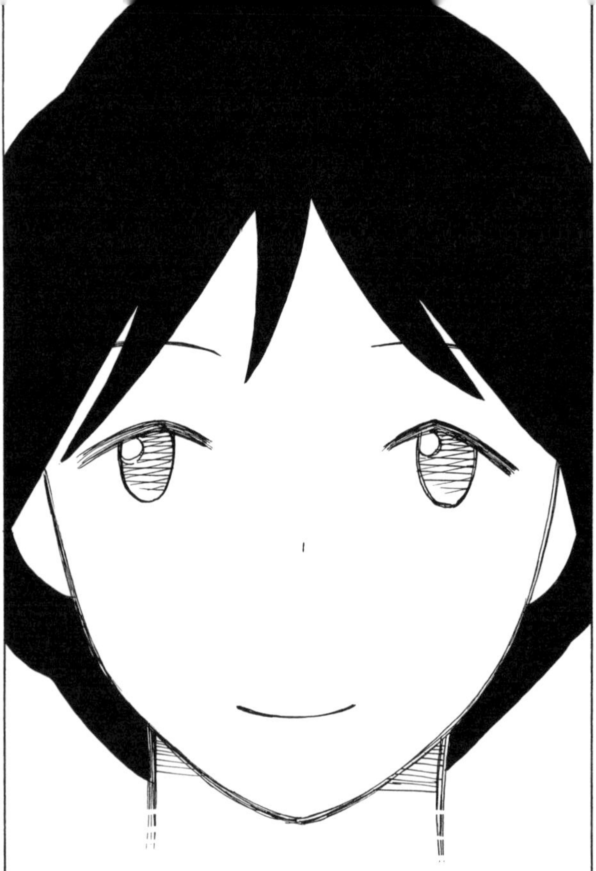

私は「がんと言えない…」
そんな社会を変えていけたらと
強く思っています

“がんでもこんなに元気でいられるんだよ”
“がんになっても自分らしく生きていいんだよ”
それをもっとたくさんの人に
発信していきたいです
そして患者さんの生きる力を
アップさせることが
何よりも大切だということも
知ってもらいたいです

社会を動かす患者の力

——山田陽子さん

私が山田さんと初めて会ったのは、闘病生活を経て仕事に復帰し、都立駒込病院でがん患者さんたちのおしゃべりサロンを立ち上げようとした時期でした。おしゃべりサロンとは、がん患者さんやそのご家族の方などが集まり、病気の悩みや体験などについて語り合い、交流する場です。

その立ち上げにあたり、いろいろな相談をしたのが山田さんでした。サロンは患者同士がお互いに支え合う「ピア（＝仲間）サポート」という考え方に基づいています。「体験を共有し、共に考える」という立ち位置で、どのような内容のサロンをどのようなスタイルで行うか、スタッフをどのように配置して、どう運営していくかを、山田さんたちと一緒に考えました。「がん患者団体支援機構」の仲間の協力にとても助けられ、勇気づけられました。

山田さんは、リレー・フォー・ライフ（ＲＦＬ）の日本での発祥の地であり、プレ大会が開催された茨城県のご出身で、このプレ大会から参加されていました。

２０１６年に立ち上げたＲＦＬ御茶ノ水の運営でも力を発揮してくださっていて、共に同じ理想を抱いて活動を続けてきました。

非常に幅広い活動をされていて、現在では「がん患者団体支援機構」の事務局長も務められています。支援機構が主催する「がん患者大集会」は２００５年から毎年開催され、全国のがん患者さんやご家族が抱えているさまざまな声を集めて議論し、がん患者の想いを医療者や行政に届けるという大きな役割を担っています。

この取り組みも含め、たくさんのがん患者さんが声を上げたことにより、がん対策の必要性が社会に認識されるようになり、２００６年の国のがん対策基本法の成立へとつながったといわれています。がん患者本人や家族が主体となって、がん患者支援やがん征圧の活動が少しずつ盛んになってきたのもこの頃からです。

先人たちの努力と、その情熱と勇気は本当にすばらしく、私自身も大きな力をもらいました。今では、全国各地でさまざまな団体が患者支援や啓発活動等を行っています（各自治体や日本対がん協会のがんサバイバー・クラブのＨＰ [https://www.gsclub.jp/gsc] からも検索可能です）。このように、がんの経験者たちが声を上げ、社会を動かす原動力となることは本当に素晴らしいことだと思います。

私は、治療中だった2007年に妹に付き添ってもらい、その年のがん患者大集会の会場であった広島県まで出向いて参加しました。そのとき、会場内の熱気に圧倒されたのを覚えています。

この大会は、全国のがん患者や支援者たちが一堂に集まり、がん患者がよりよい医療を受けられるようにするために、日本のがん医療がどうあるべきかを話し合うという、当時としてはとても画期的な取り組みでした。

「がん患者が世の中を変えていこう」という考え方に、私は深い感銘を受けました。

私自身も、病気になったことでつらい思いをした経験を、次の誰かのために活かせるよう、できる限り行動していきたいと思っています。そんな活動の大先輩であり、尊敬すべき友人でもある、山田さんのご活躍の原点となった物語をご紹介します。

山田《やまだ》陽子《ようこ》さん(69歳)

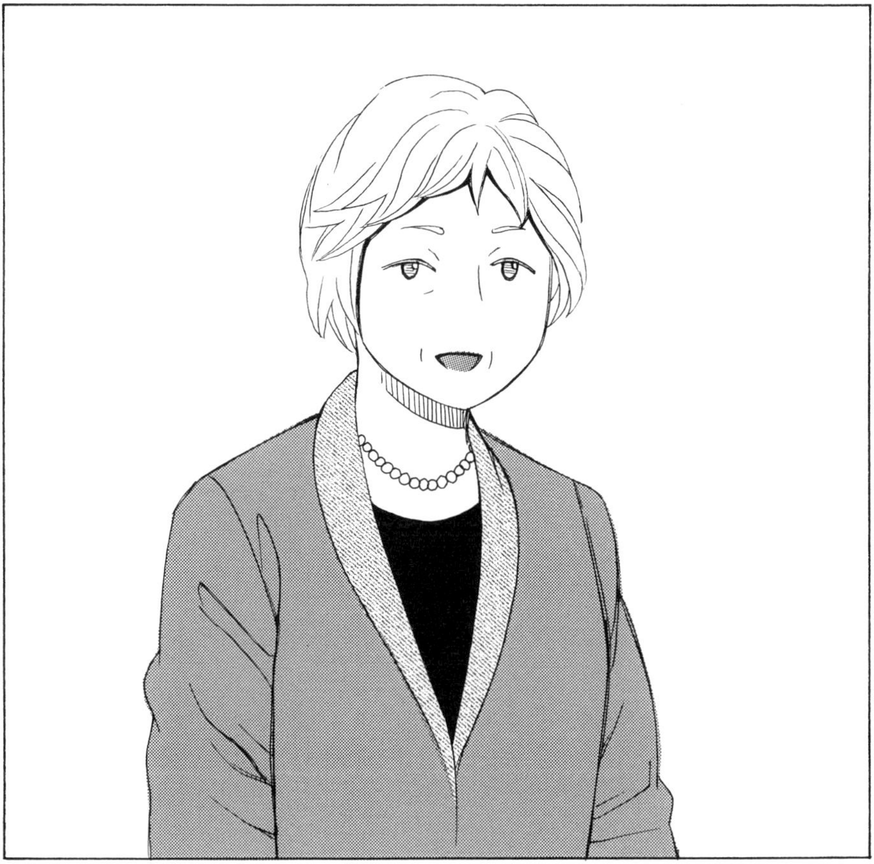

乳がんサバイバー

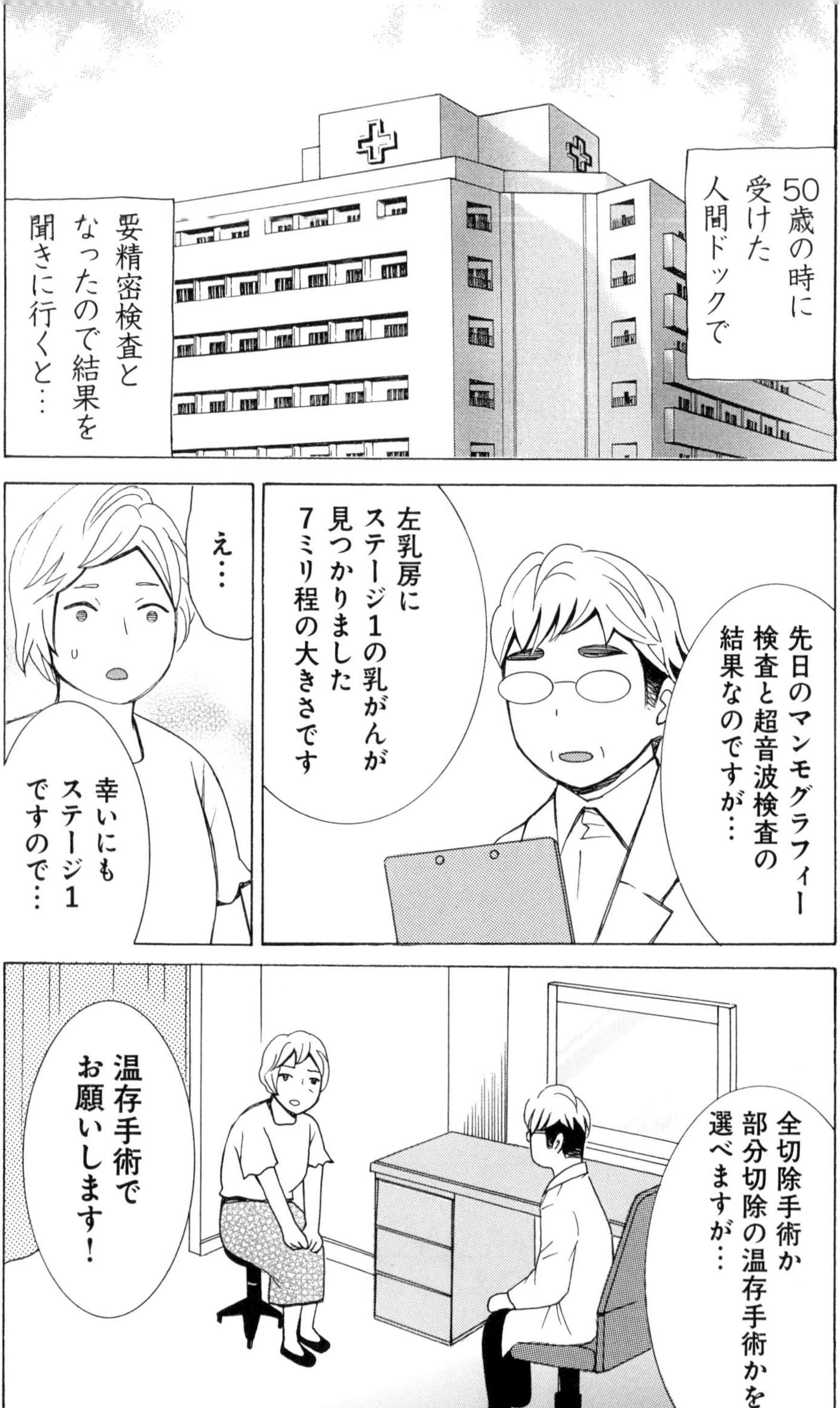
50歳の時に受けた人間ドックで
要精密検査となったので結果を聞きに行くと…
先日のマンモグラフィー検査と超音波検査の結果なのですが…
左乳房にステージ1の乳がんが見つかりました7ミリ程の大きさです
え…
幸いにもステージ1ですので…
全切除手術か部分切除の温存手術かを選べますが…
温存手術でお願いします！

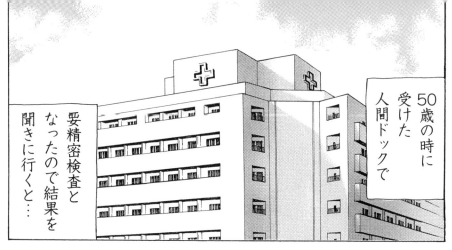

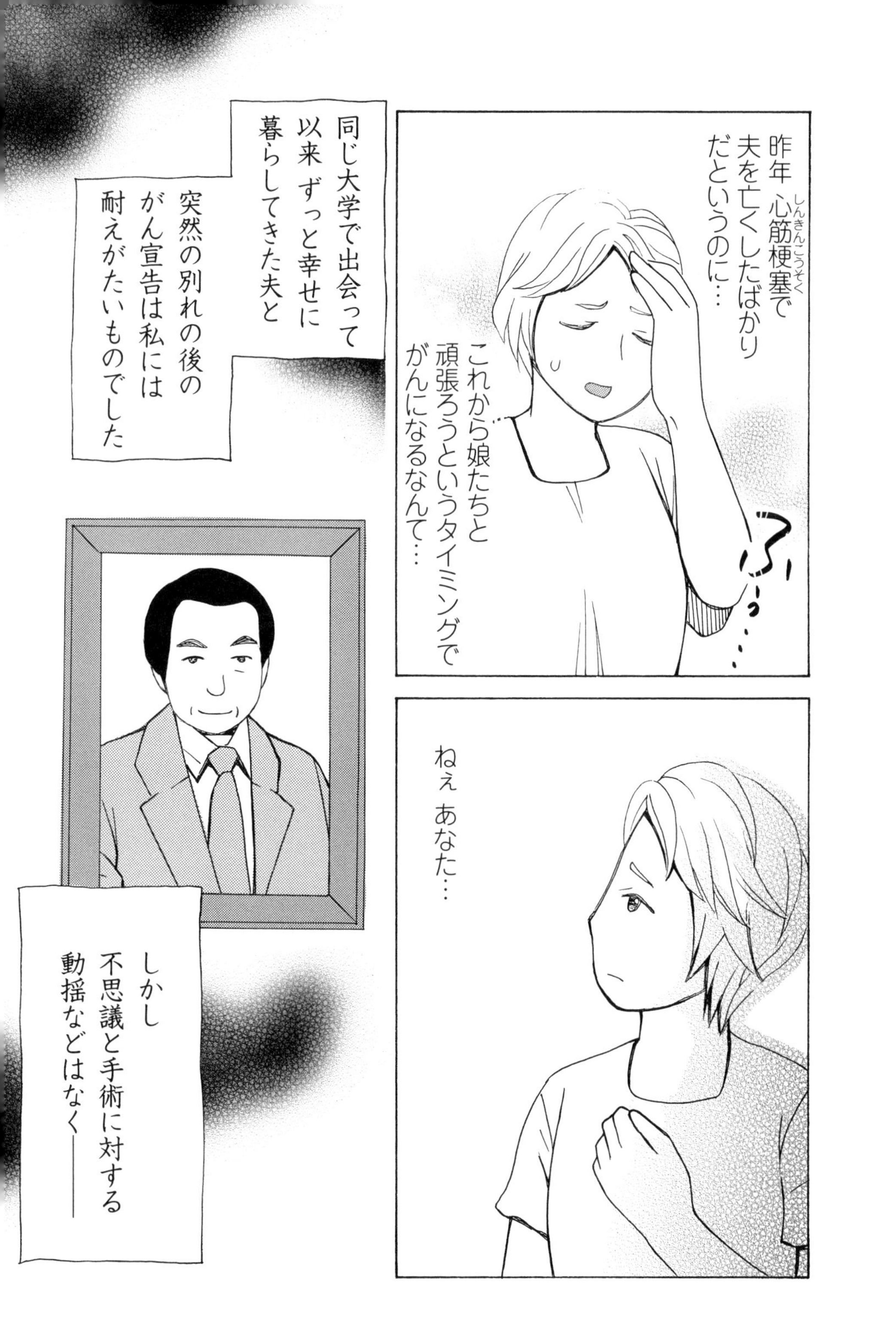
昨年 心筋梗塞《しんきんこうそく》で夫を亡くしたばかりだというのに…
これから娘たちと頑張ろうというタイミングでがんになるなんて…
ふぅ…
同じ大学で出会って以来 ずっと幸せに暮らしてきた夫と
突然の別れの後のがん宣告は私には耐えがたいものでした
ねぇ あなた…
しかし 不思議と手術に対する動揺などはなく――

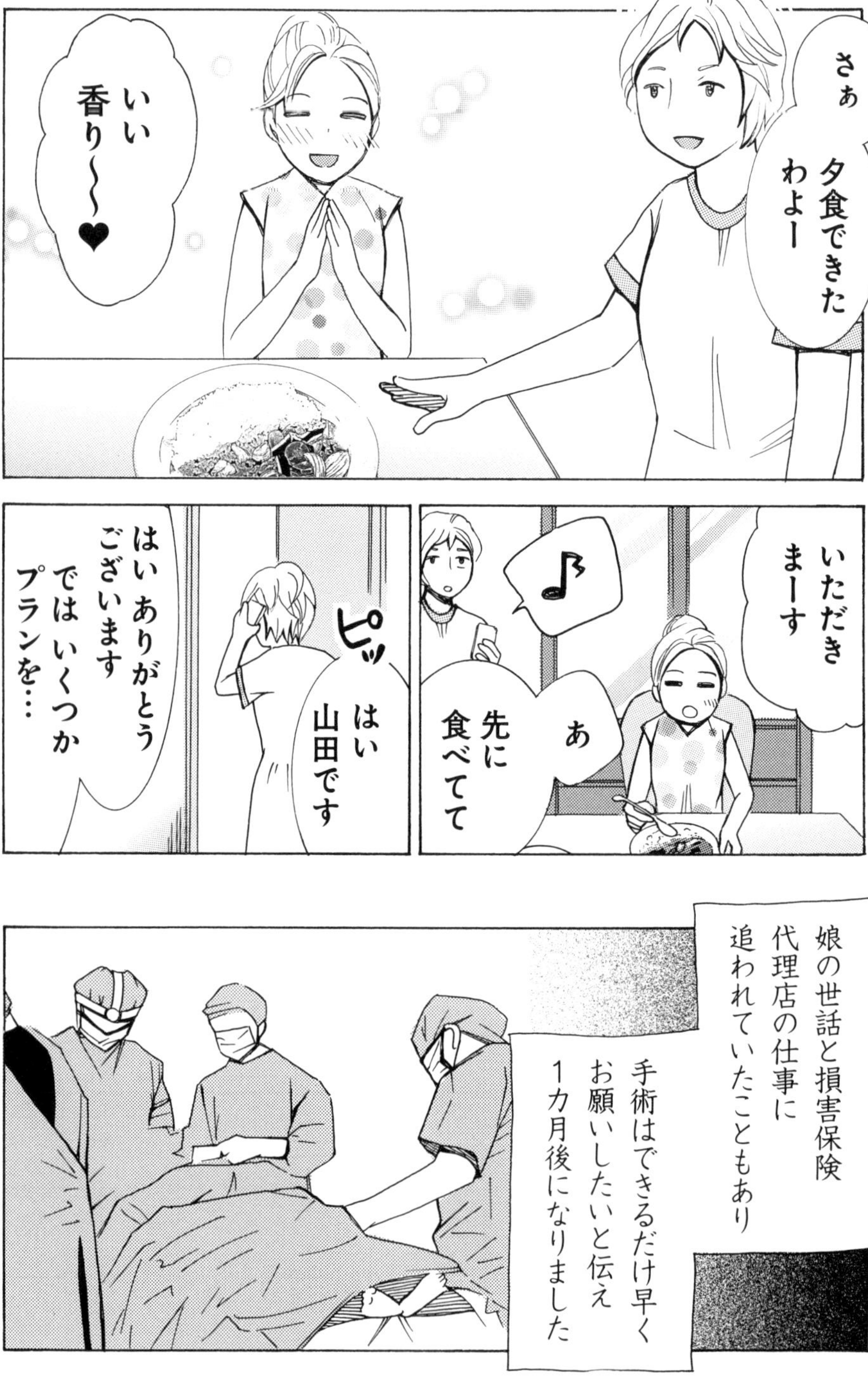
さぁ
夕食できた
わよー
いい
香り～～～♥
いただき
まーす
♪
あ
先に
食べてて
ピッ
はい
山田です
はい ありがとう
ございます
では いくつか
プランを…
娘の世話と損害保険
代理店の仕事に
追われていたこともあり
手術はできるだけ早く
お願いしたいと伝え
1カ月後になりました

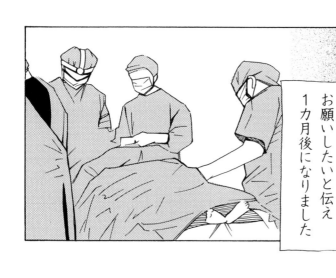

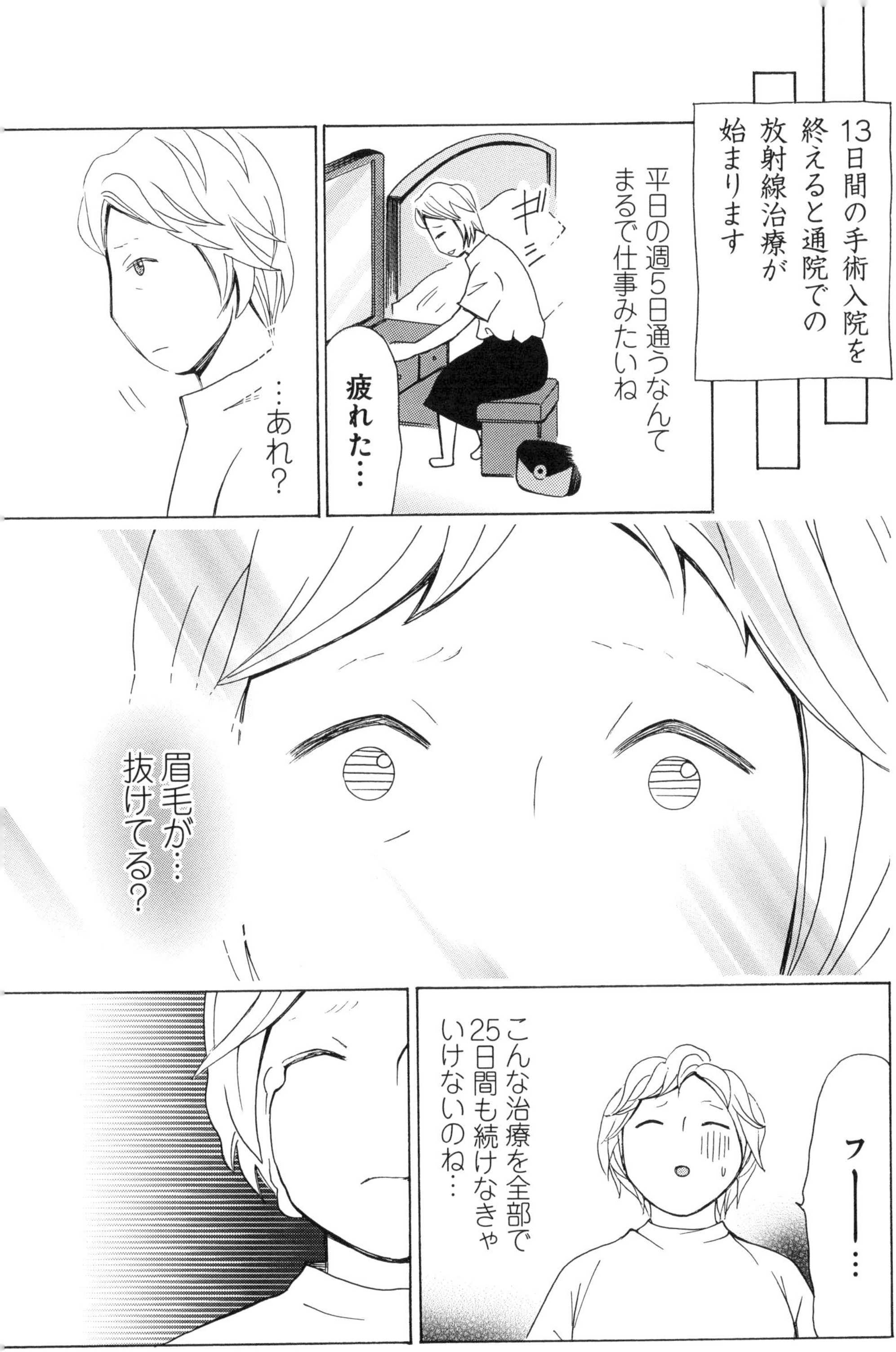
13日間の手術入院を
終えると通院での
放射線治療が
始まります
平日の週5日通うなんて
まるで仕事みたいね
疲れた…
…あれ？
眉毛が…
抜けてる？
フー…
こんな治療を全部で
25日間も続けなきゃ
いけないのね…

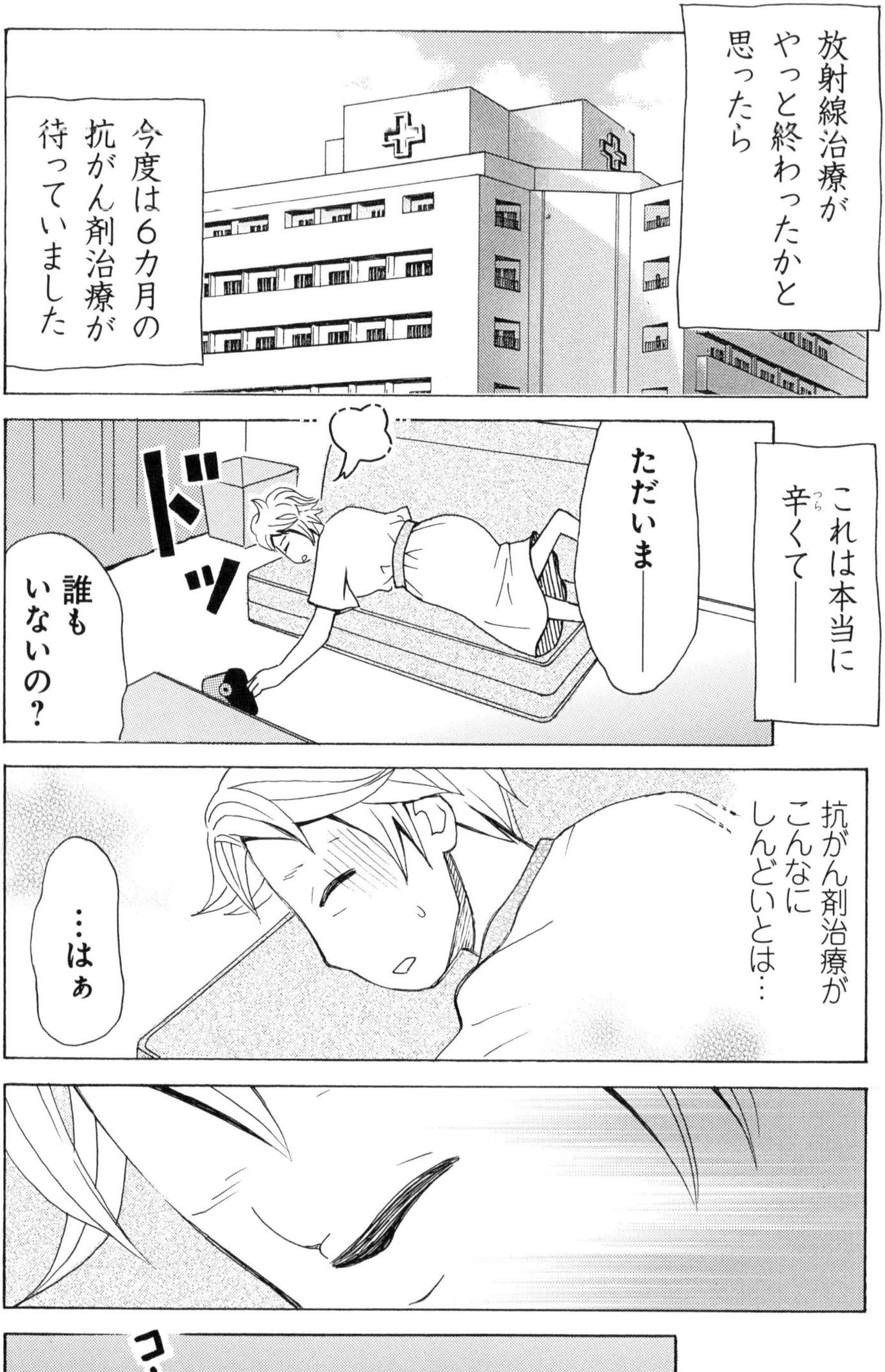
放射線治療が
やっと終わったかと
思ったら
今度は6カ月の
抗がん剤治療が
待っていました
これは本当に
辛《つら》くて——
ただいま——
ドッ
誰も
いないの?
抗がん剤治療が
こんなに
しんどいとは…
…はぁ
コト.

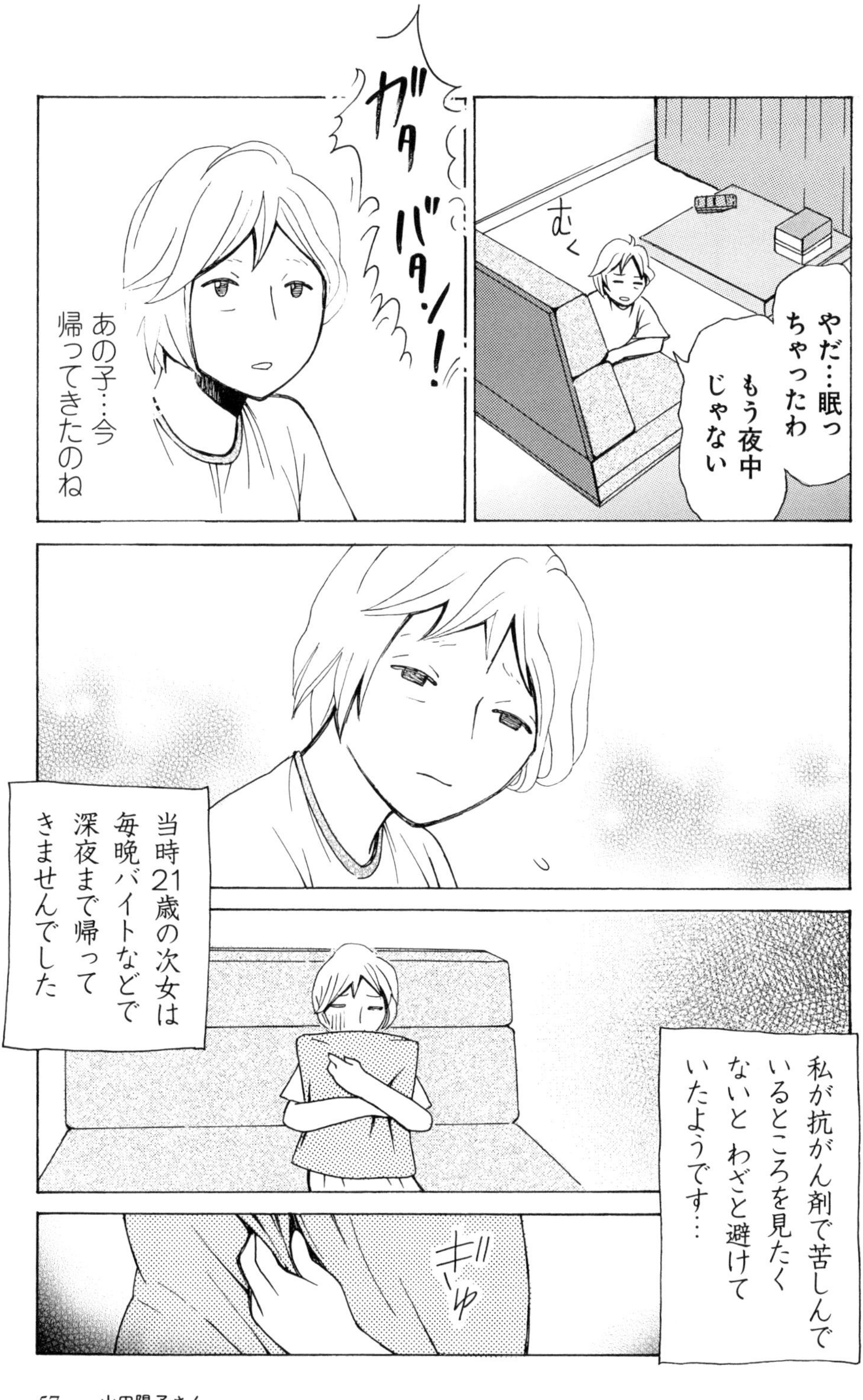
むく
やだ…眠っちゃったわ
もう夜中じゃない
ガタ バタン!!
あの子…今帰ってきたのね
当時21歳の次女は毎晩バイトなどで深夜まで帰ってきませんでした
私が抗がん剤で苦しんでいるところを見たくないと わざと避けていたようです…
ギュ

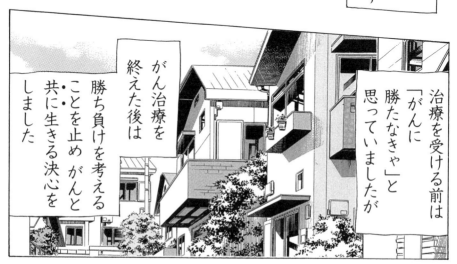

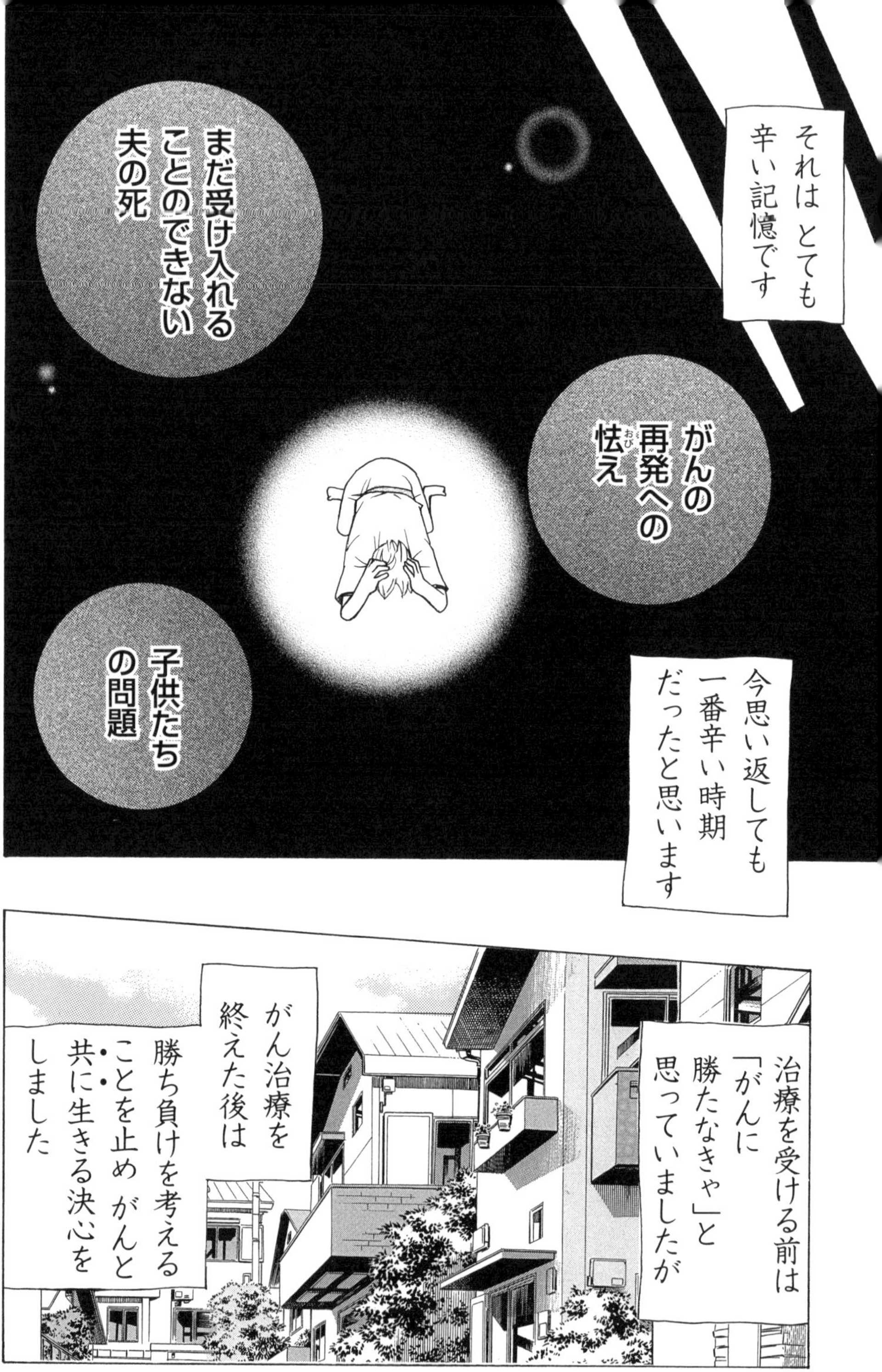
それは とても
辛い記憶です
がんの
再発への
怯《おび》え
まだ受け入れる
ことのできない
夫の死
子供たちの問題
今思い返しても
一番辛い時期
だったと思います
治療を受ける前は
「がんに
勝たなきゃ」と
思っていましたが
がん治療を
終えた後は
勝ち負けを考える
ことを止め がんと
共に生きる決心を
しました

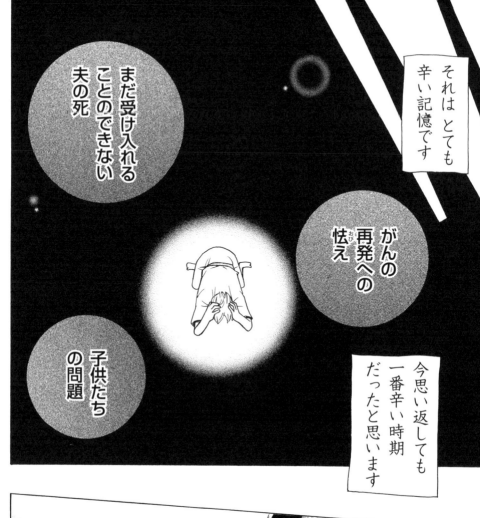

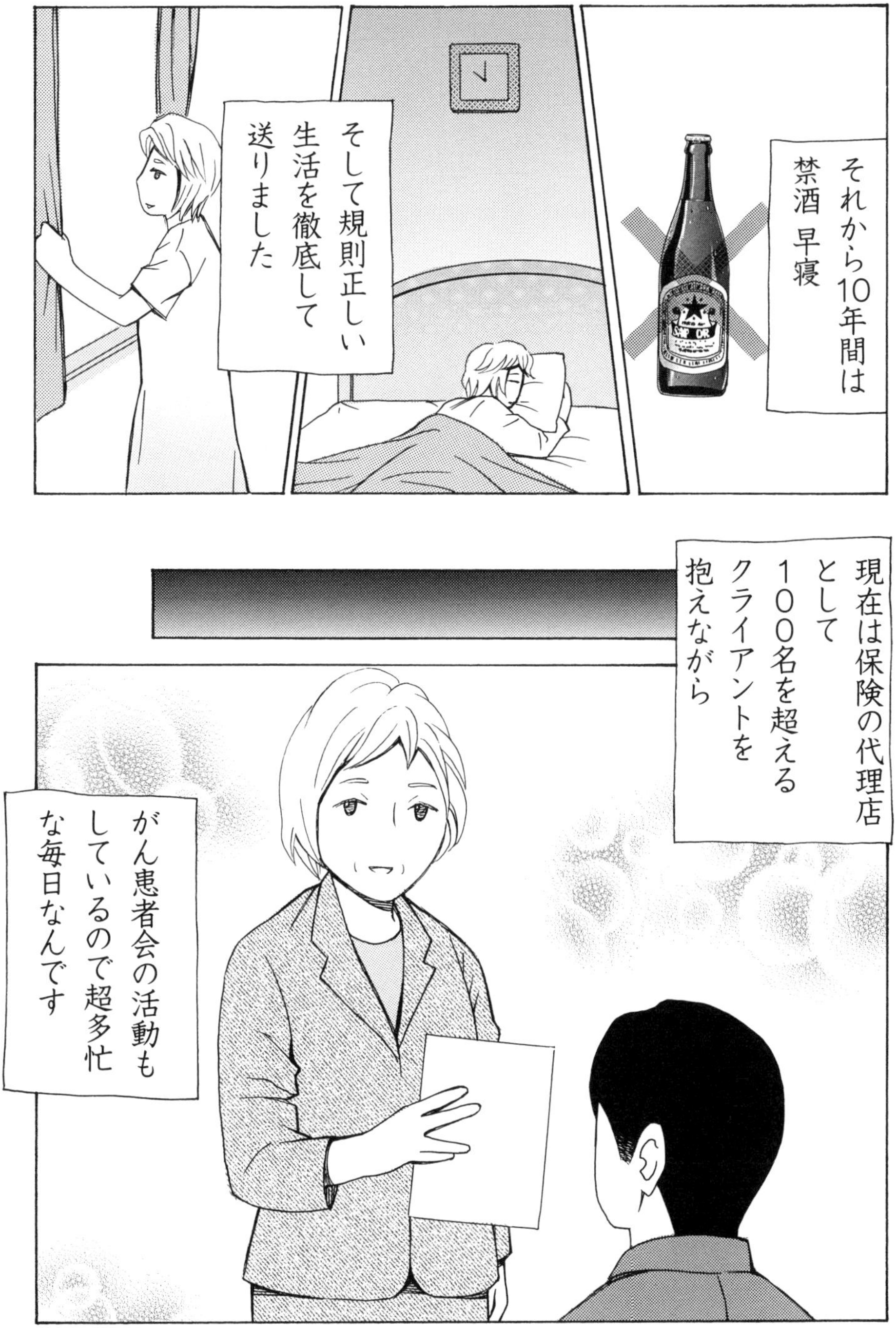
それから10年間は禁酒 早寝
そして規則正しい生活を徹底して送りました
現在は保険の代理店として１００名を超えるクライアントを抱えながら
がん患者会の活動もしているので超多忙な毎日なんです

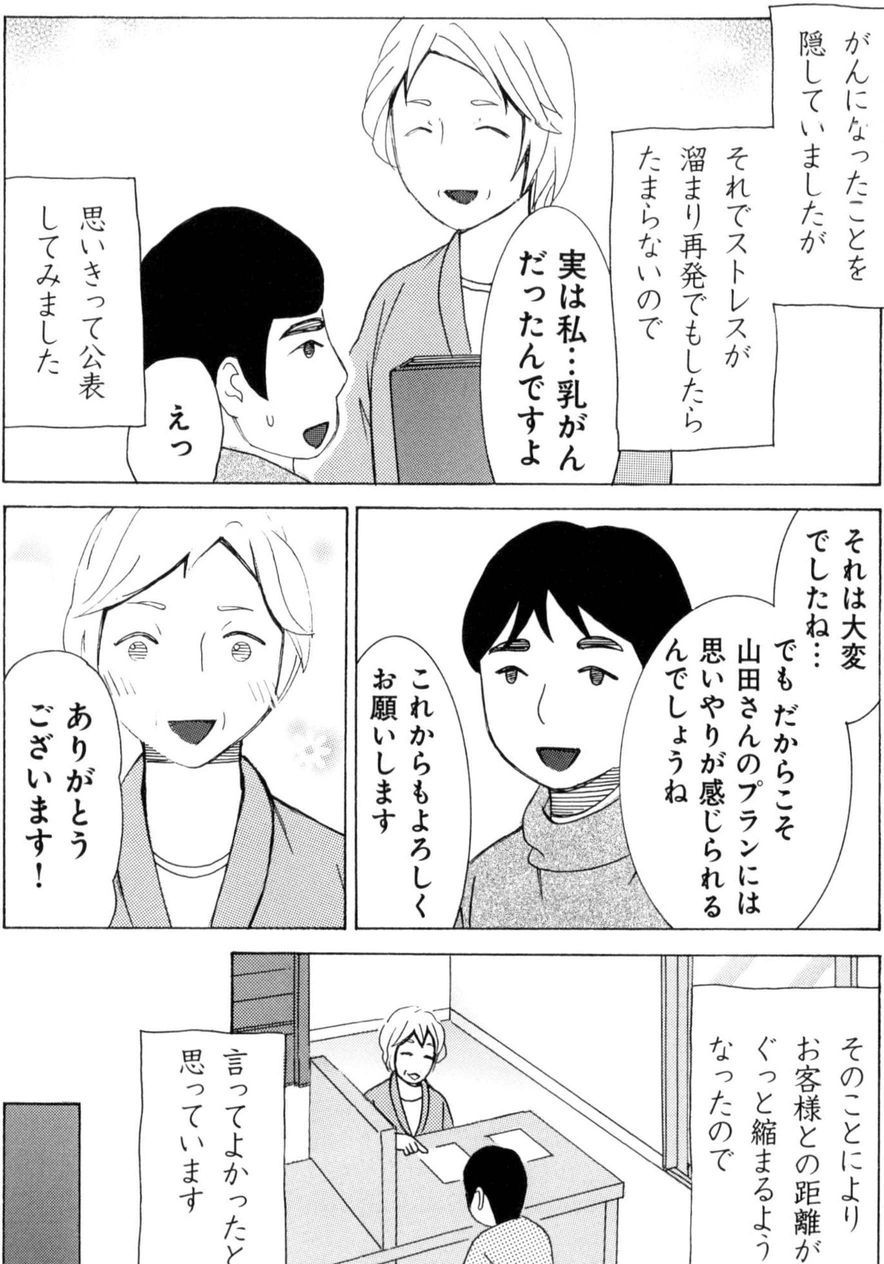
当初 職場では
がんになったことを
隠していましたが
それでストレスが
溜まり再発でもしたら
たまらないので
実は私…乳がん
だったんですよ
えっ
思いきって公表
してみました
それは大変
でしたね…
でも だからこそ
山田さんのプランには
思いやりが感じられる
んでしょうね
これからもよろしく
お願いします
ありがとう
ございます!
そのことにより
お客様との距離が
ぐっと縮まるように
なったので
言ってよかったと
思っています

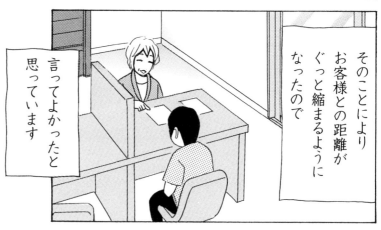

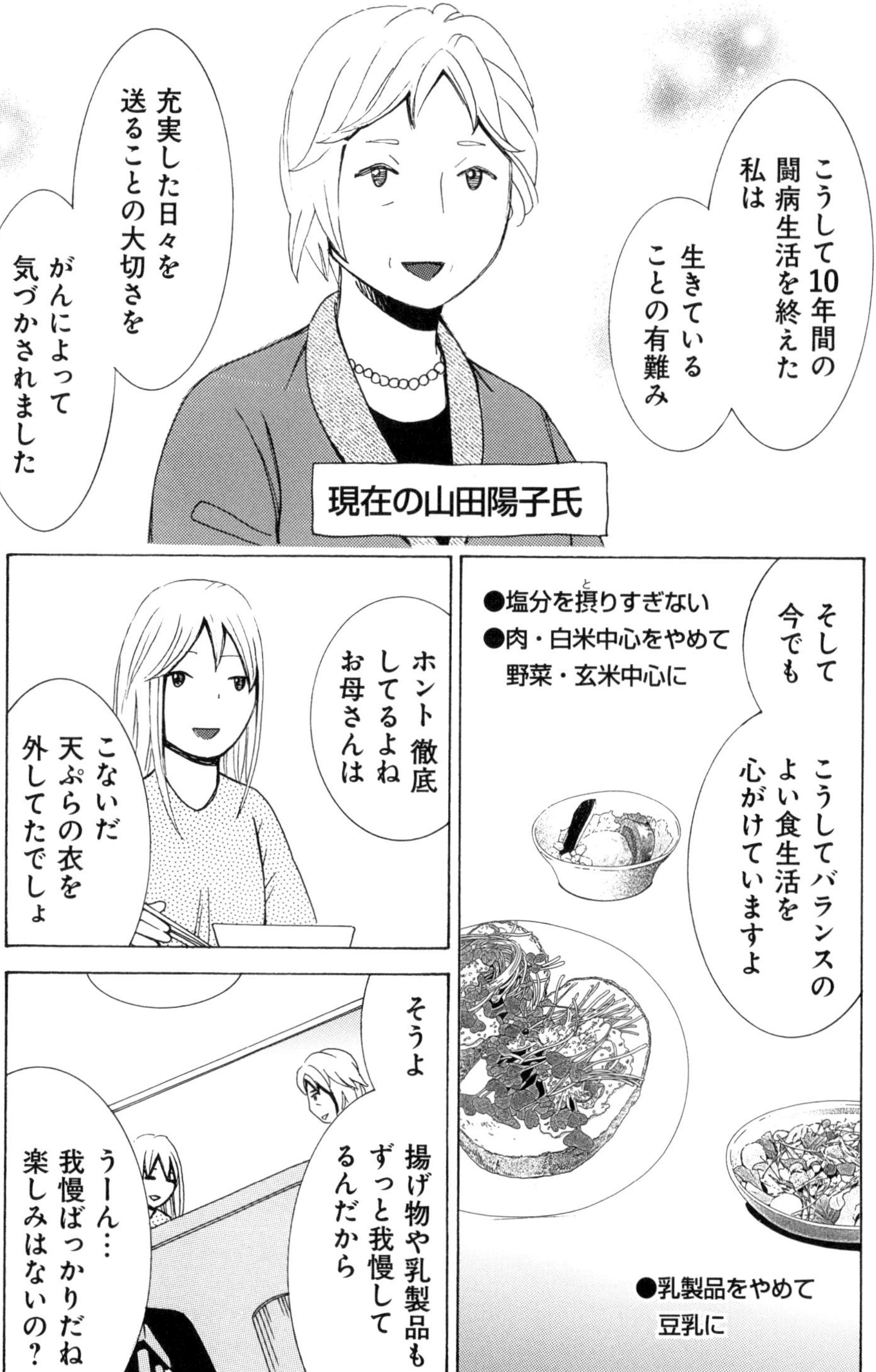
こうして10年間の闘病生活を終えた私は
生きていることの有難み
充実した日々を送ることの大切さを
がんによって気づかされました
現在の山田陽子氏
そして今でも
こうしてバランスのよい食生活を心がけていますよ
●塩分を摂《と》りすぎない
●肉・白米中心をやめて野菜・玄米中心に
●乳製品をやめて豆乳に
ホント徹底してるよねお母さんは
こないだ天ぷらの衣を外してたでしょ
そうよ
揚げ物や乳製品もずっと我慢してるんだから
うーん…我慢ばっかりだね楽しみはないの？

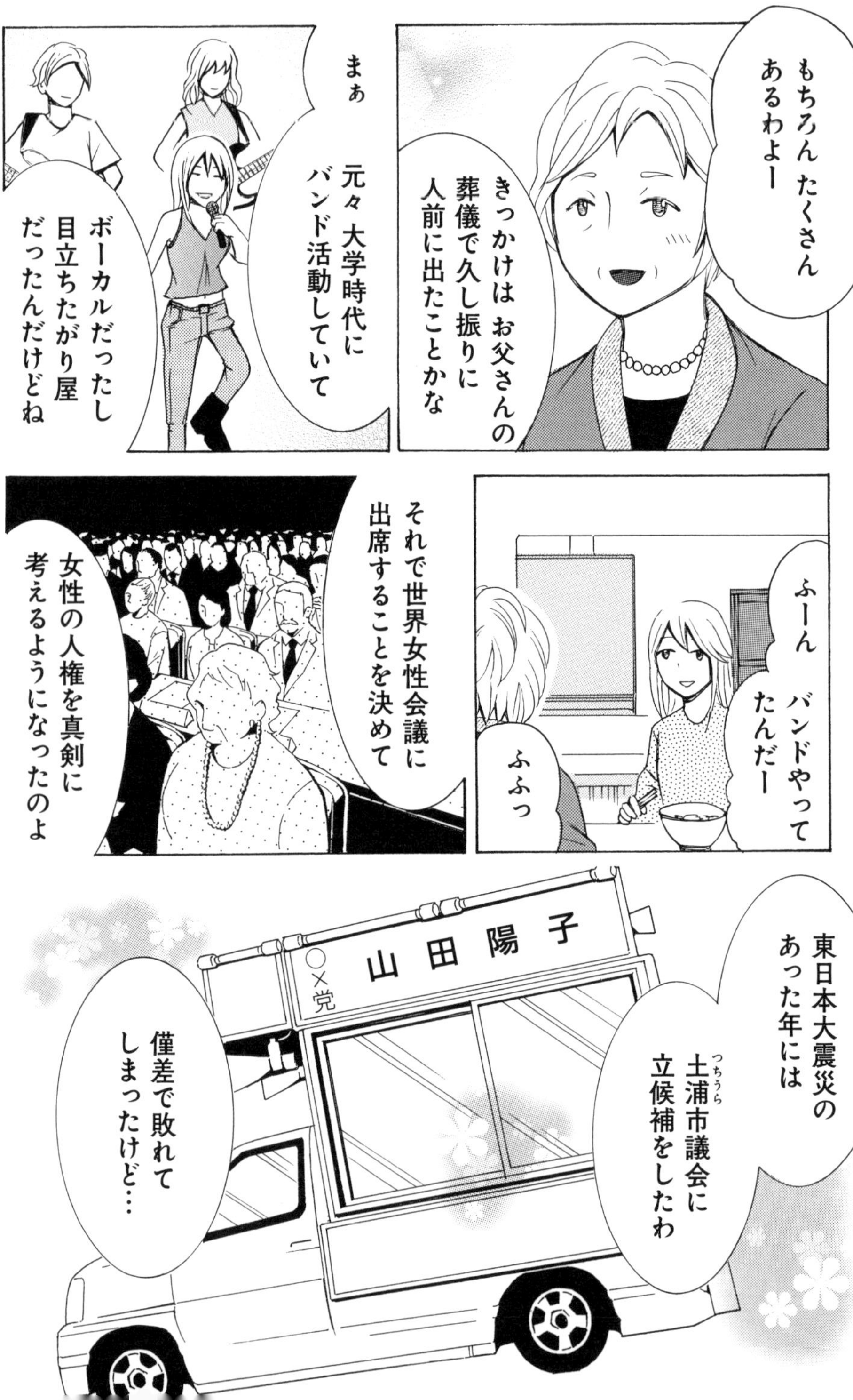
もちろん たくさん
あるわよー
きっかけは お父さんの
葬儀で久し振りに
人前に出たことかな
まぁ
元々 大学時代に
バンド活動していて
ボーカルだったし
目立ちたがり屋
だったんだけどね
ふーん
バンドやって
たんだー
ふふっ
それで世界女性会議に
出席することを決めて
女性の人権を真剣に
考えるようになったのよ
東日本大震災の
あった年には
土浦《つちうら》市議会に
立候補をしたわ
山田陽子
○×党
僅差で敗れて
しまったけど…

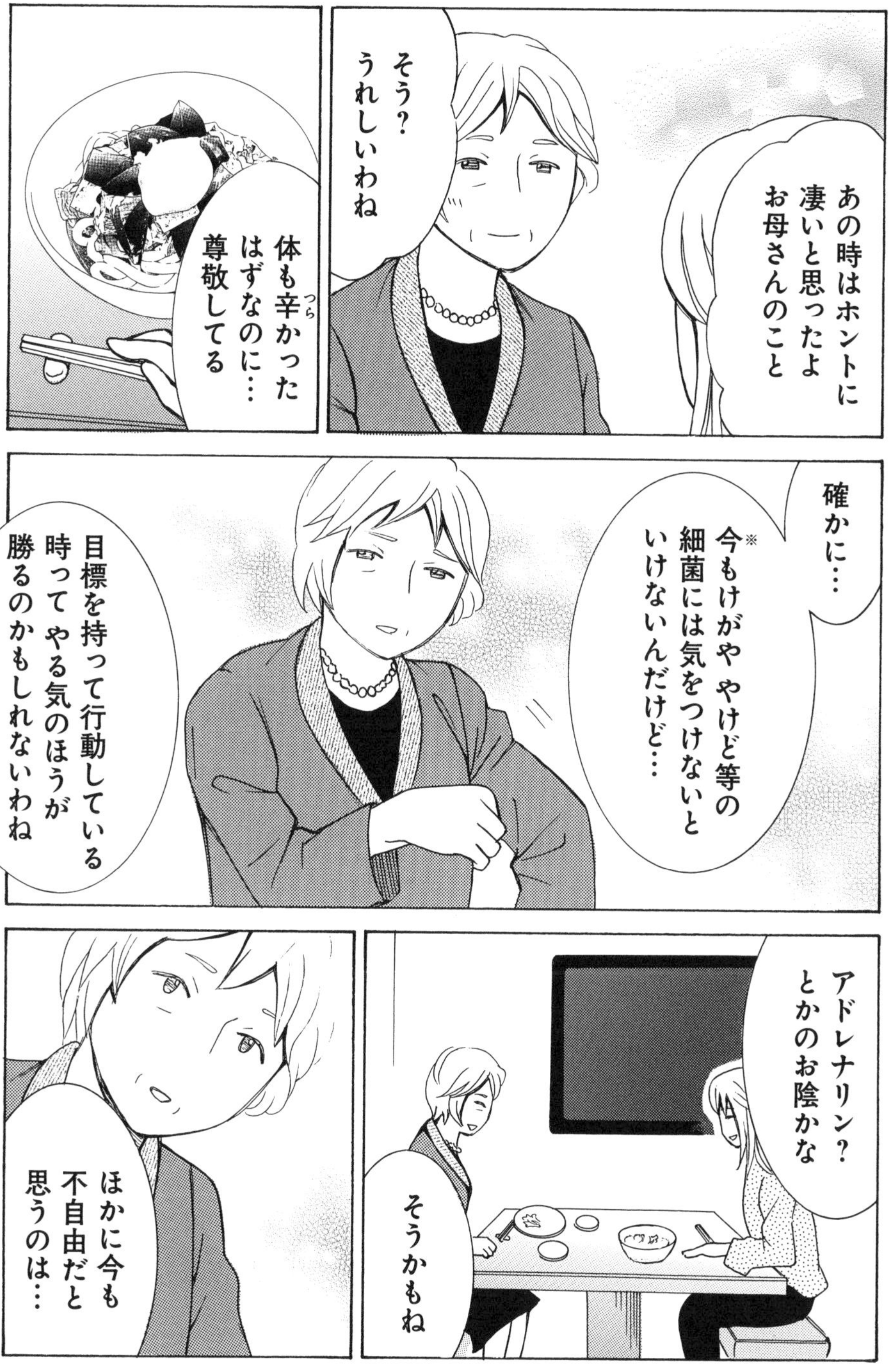
あの時はホントに凄いと思ったよお母さんのこと
そう？うれしいわね
体も辛《つら》かったはずなのに…尊敬してる
確かに…今も※けがややけど等の細菌には気をつけないといけないいんだけど…
目標を持って行動している時ってやる気のほうが勝るのかもしれないわね
アドレナリン？とかのお陰かな
そうかもね
ほかに今も不自由だと思うのは…

※手術で脇の下のリンパ節を取ったことにより感覚がないため。

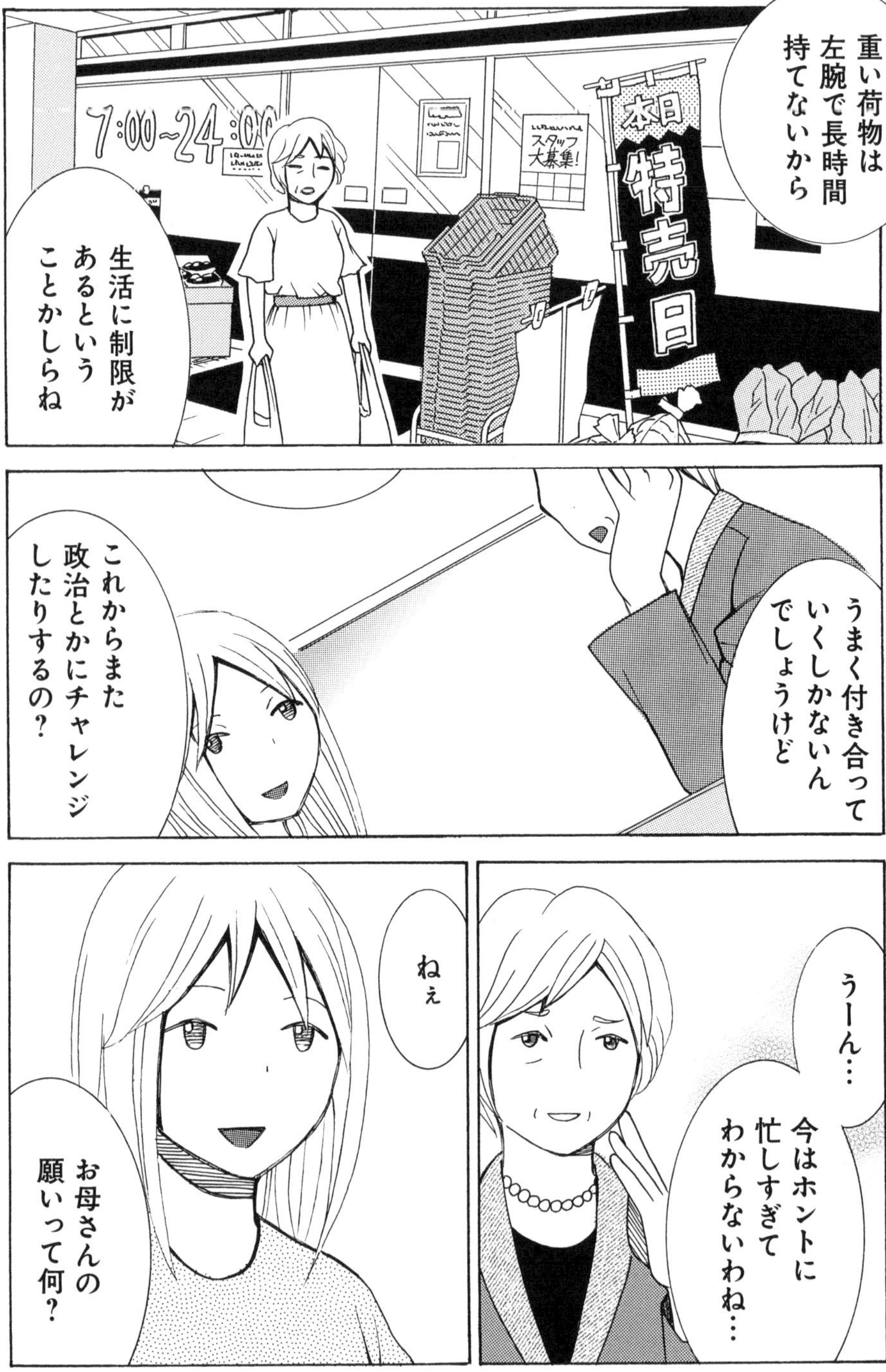
重い荷物は左腕で長時間持てないから
7:00~24:00
スタッフ大募集!
本日特売日
生活に制限があるということかしらね
うまく付き合っていくしかないんでしょうけど
これからまた政治とかにチャレンジしたりするの？
うーん…
今はホントに忙しすぎてわからないわね…
ねぇ
お母さんの願いって何？

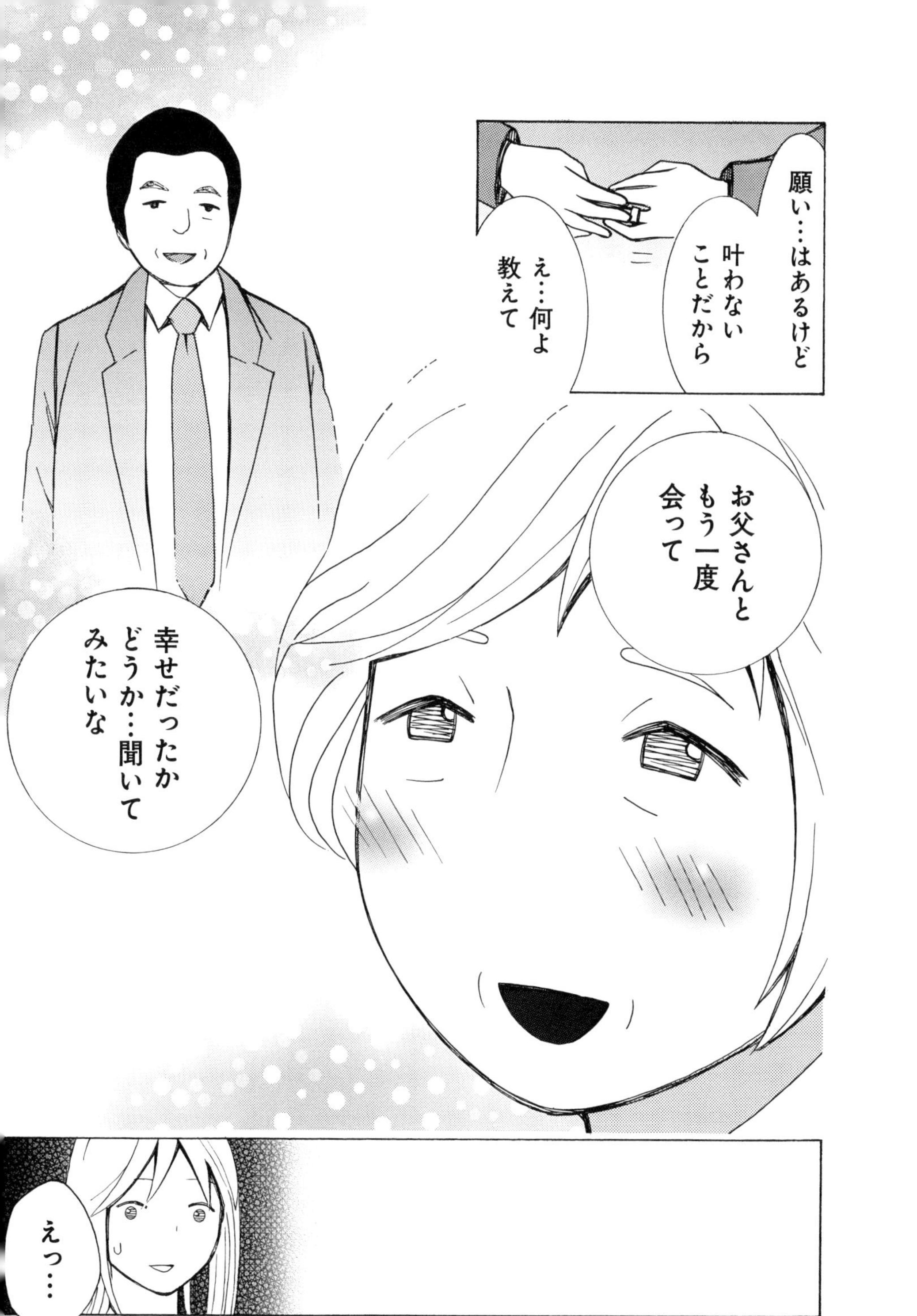
願い…はあるけど
叶わないことだから
え…何よ教えて
お父さんともう一度会って
幸せだったかどうか…聞いてみたいな
えっ…

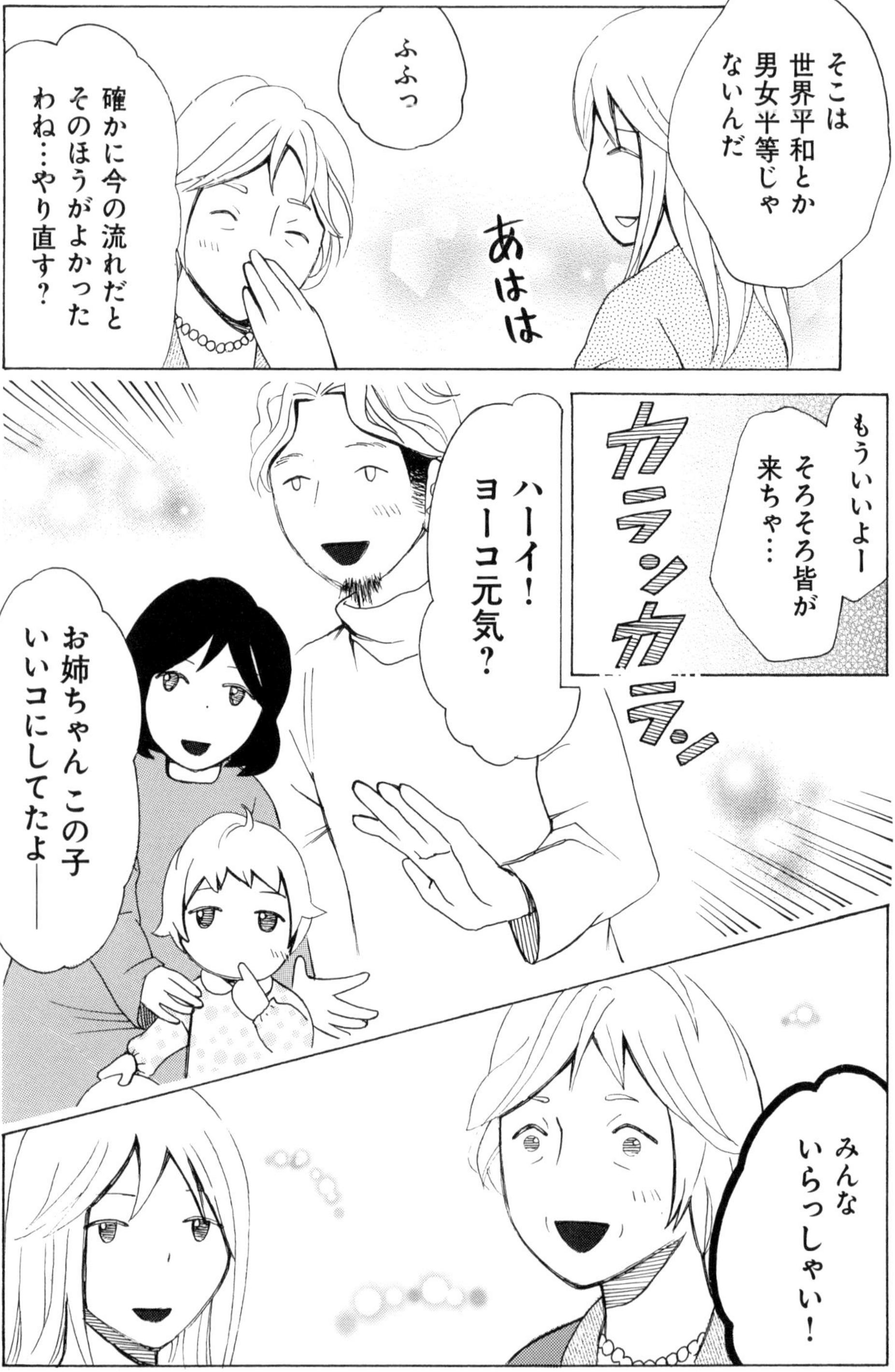
そこは世界平和とか男女平等じゃないんだ
ふふっ
あはは
確かに今の流れだとそのほうがよかったわね…やり直す？
もういいよー そろそろ皆が来ちゃ…
カランカラン
ハーイ！ヨーコ元気？
お姉ちゃんこの子いいコにしてたよ——
みんないらっしゃい！

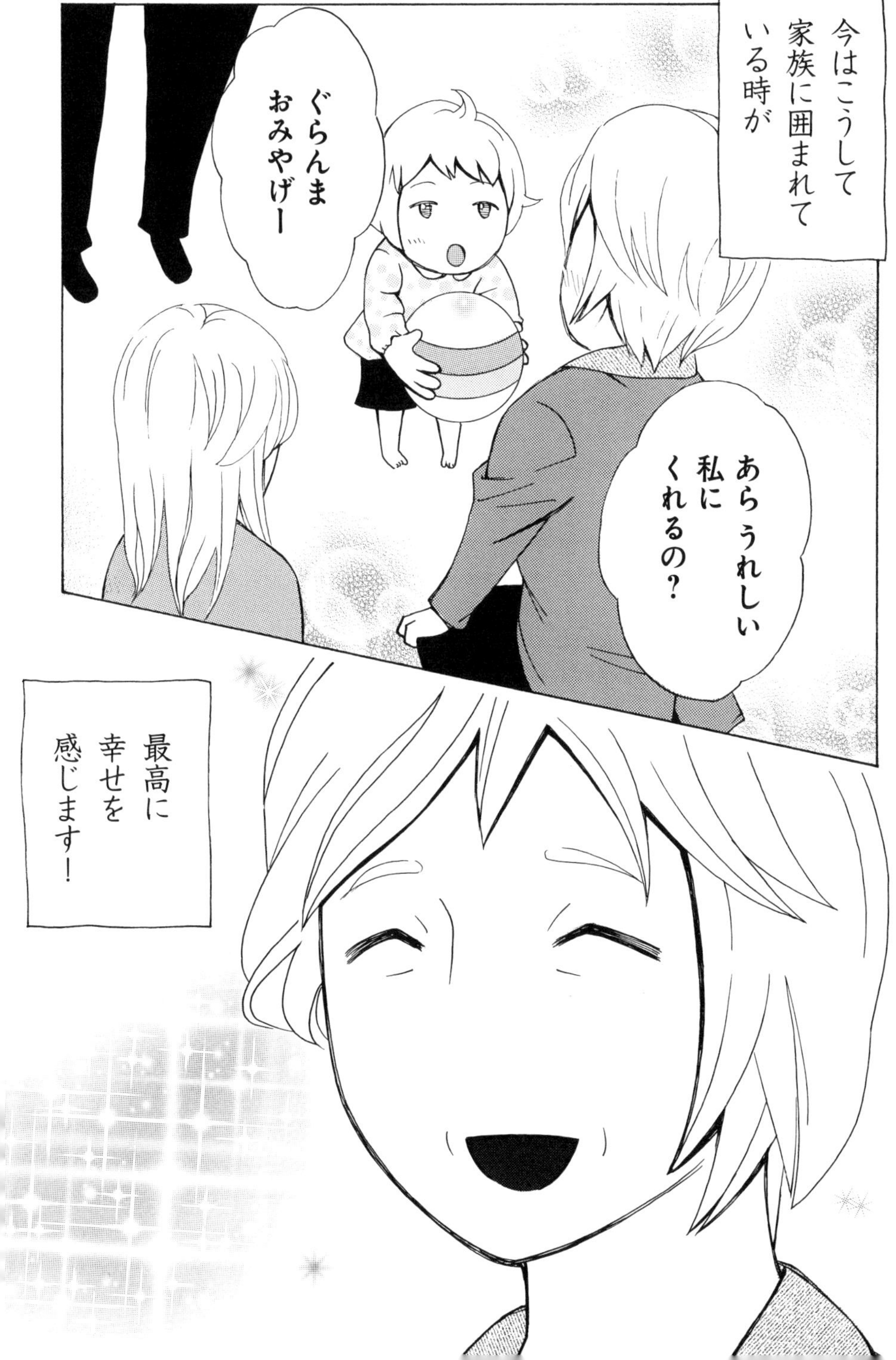
今はこうして
家族に囲まれて
いる時が
ぐらんま
おみやげー
あらうれしい
私に
くれるの?
最高に
幸せを
感じます!

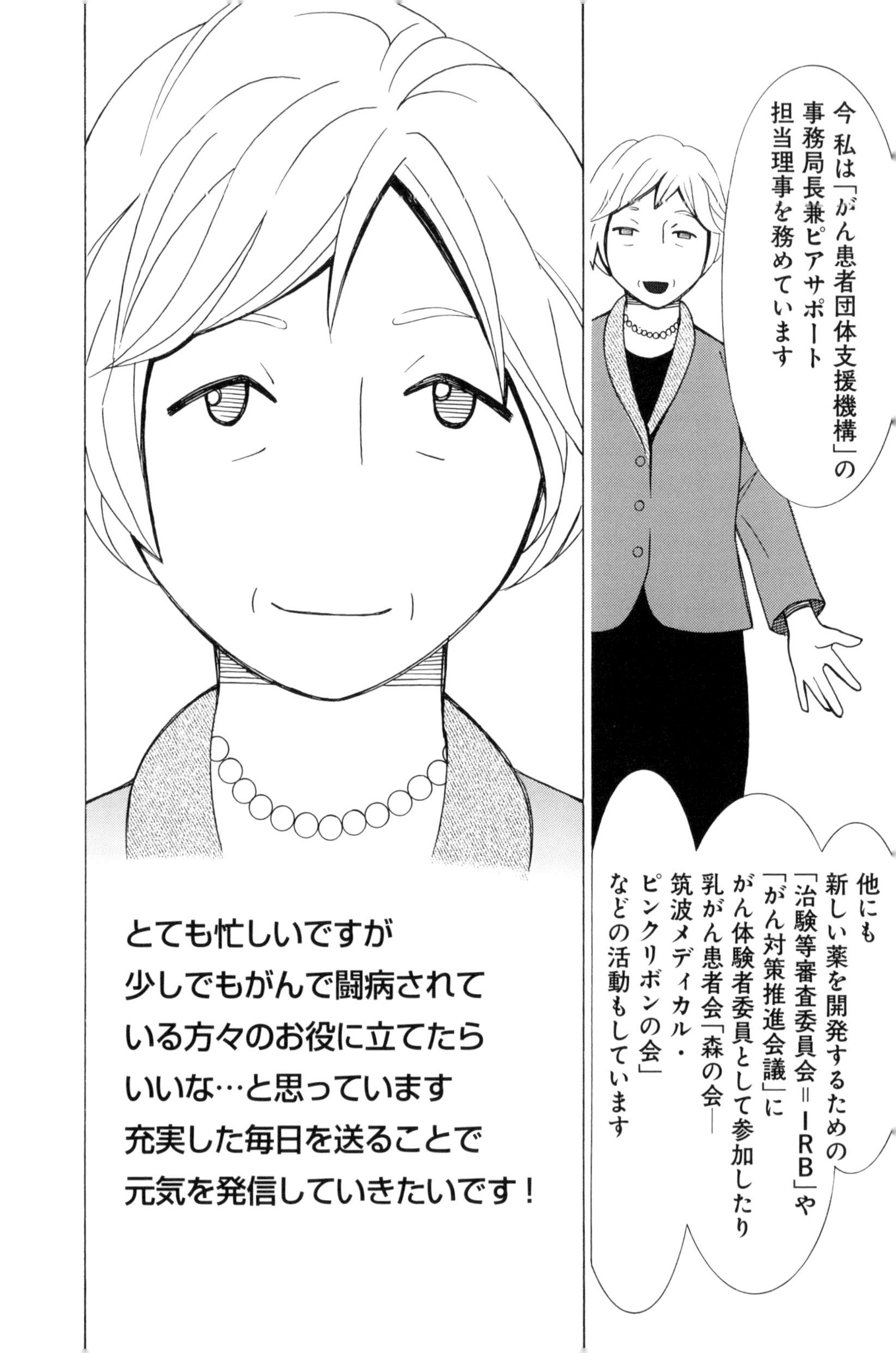
今私は「がん患者団体支援機構」の
事務局長兼ピアサポート
担当理事を務めています
他にも
新しい薬を開発するための
「治験等審査委員会＝IRB」や
「がん対策推進会議」に
がん体験者委員として参加したり
乳がん患者会「森の会―
筑波メディカル・
ピンクリボンの会」
などの活動もしています
とても忙しいですが
少しでもがんで闘病されて
いる方々のお役に立てたら
いいな…と思っています
充実した毎日を送ることで
元気を発信していきたいです！

がんサロンは癒しの空間

――神谷康秀さん

私は、がん患者の支援活動に参加してさまざまな患者さんと触れあうなかで、医療者とは違った、経験者ならではの特別な情報がとても役に立つことに気付きました。

がん患者さんには、治療法や副作用対策の他にも、生きるためにたくさんの情報が必要です。病気の種類や年齢が違っても、自分の命と向き合う経験や病気を乗り越える知恵、今日からどのような心持ちで、何を食べてどのように生活し、どう生きていくのか、みなさんのその生き方や考え方に触れることで、とても勉強になりました。

このような、患者さん同士が交流する場の重要性に気付いてからは、仲間たちとがんサロンを開催したり、広めたりする活動に力を入れるようになりました。

その経験をもとに、厚生労働省の２０１３年度「がん総合相談に携わる者に対する研修プログラム」策定事業の研修テキスト「がんピアサポート編」の作成に委員として携わり、がん患者団体支援機構のピアサポーター養成事業にも関わってきました。

神谷さんは、私たちが東京医科歯科大学医学部附属病院で開いていた、がん患者サロンの参加者でした。最初は寡黙な感じだったのが、参加するにつれて、「仲間に会えてよかった！」とどんどん元気になっていく姿が印象的でした。

サロンのような活動は、「ピアサポート事業」と呼ばれます。

「ピア」は仲間、対等、同輩という意味、「サポート」は援助を意味し、「仲間同士の支え合い」をあらわします。サロンには、いろいろな方が参加してくださいますが、初めは孤独に病気と向き合っていたような方が、同じ経験をした仲間と触れ合うにつれて、「サロンに来ることを目標にがんばっています」というように元気を取り戻していくのを見ると、私たちもとてもうれしい気持ちになります。

サロンの参加者だった神谷さんは、次第に運営側のスタッフを目指すようになり、支援機構のピアサポーター養成講座を熱心に受講するようになりました。元々の穏やかな性格もあると思いますが、今ではサロンに温かな雰囲気と癒しの空間を作りながら笑顔で活躍してくれています。その神谷さんに、サバイバーとしてみなさんの前で体験をお話ししてもらう機会がありました。たくさんのつらい経験をしてきたこと、それを乗り越えるために必要な知恵や生き方を教えてもらう貴重な機会になりました。

がんサロンには、病気の告知を受けたばかりで毎日どう過ごせばよいのかわからず、不安でいっぱいの方もいらっしゃいます。そのような仲間をどうやってサポートしようかと、みんなで知恵を出し合ったり、話をゆっくりと聞いたりする時間は、とても大切なのではないかと感じています。

「病気になってから毎日泣き暮らしています」とお話しされる方もいらっしゃいますが、仲間にその想いをじっくりと聞いてもらい、同じような経験を乗り越えて元気になった仲間の姿に勇気をもらって、笑顔で「また来ますね」と帰っていかれることもよくあります。

もし、病気になって不安やつらい気持ちを抱え、戸惑っていらっしゃる方がいたら、ぜひがんサロンにお越しください。そこには、生きるための情報や癒される空間、そして頼もしい仲間が笑顔で待っています。

神《かみ》谷《や》康《やす》秀《ひで》さん（69歳）

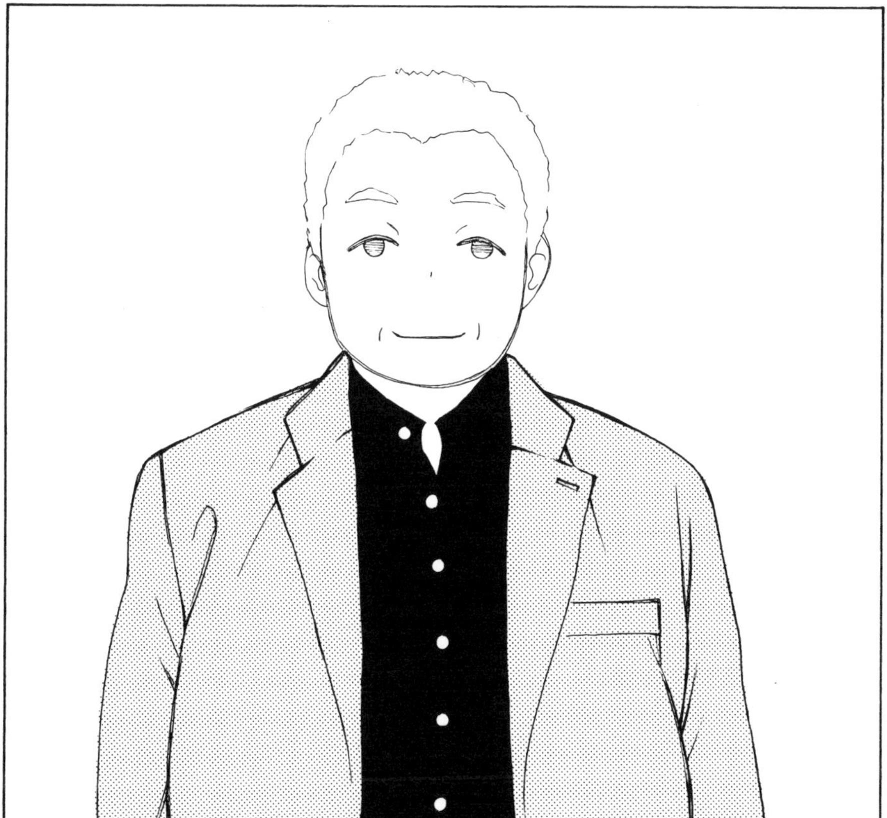

膀《ぼう》胱《こう》がんサバイバー

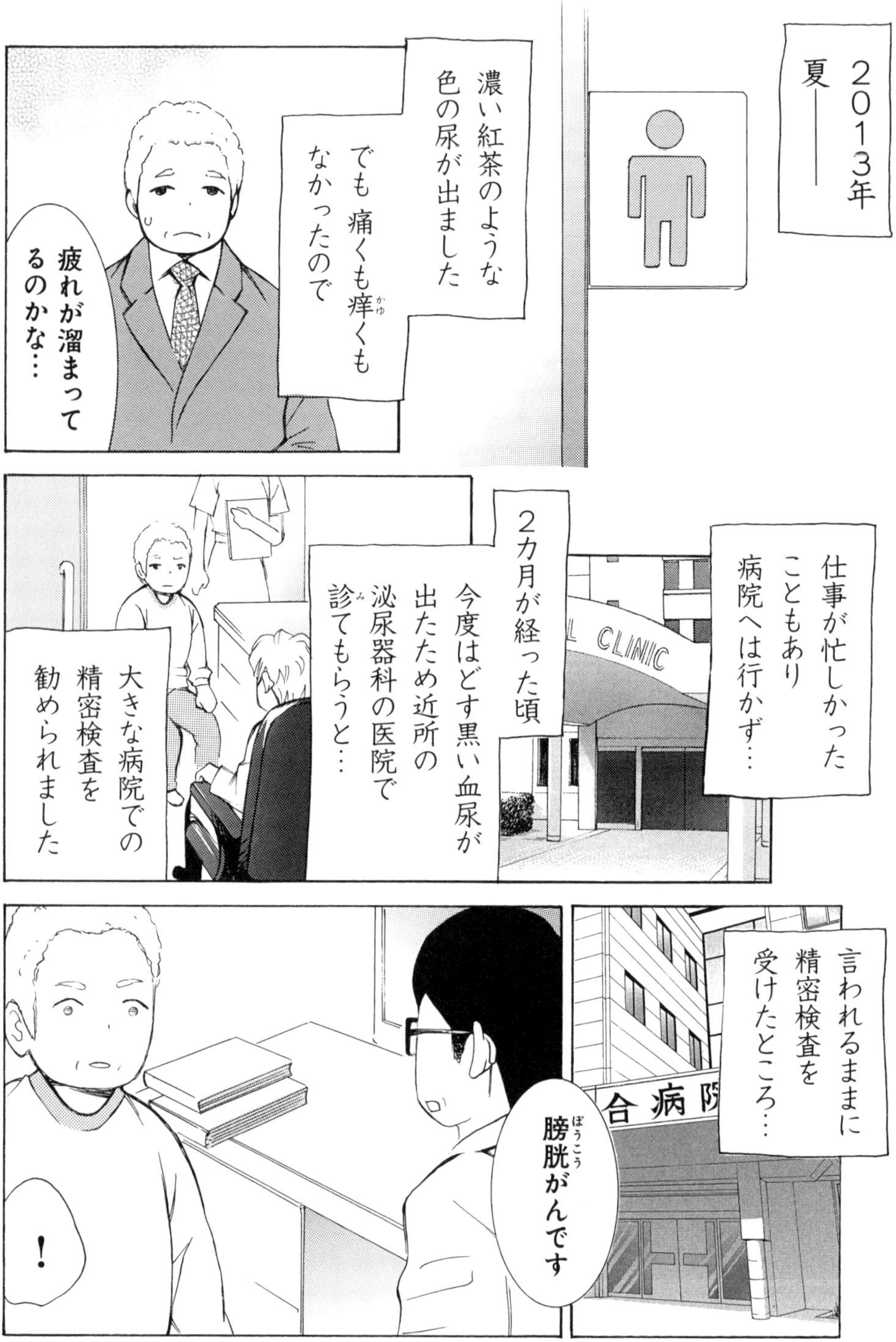
2013年
夏――
濃い紅茶のような色の尿が出ました
でも痛くも痒《かゆ》くもなかったので
疲れが溜まってるのかな…
仕事が忙しかったこともあり病院へは行かず…
L CLINIC
2カ月が経った頃
今度はどす黒い血尿が出たため近所の泌尿器科の医院で診《み》てもらうと…
大きな病院での精密検査を勧められました
言われるままに精密検査を受けたところ…
合病院
膀胱《ぼうこう》がんです
!

郵 便 は が き

切手を
お貼りください

105-0003

（受取人）
東京都港区西新橋2-23-1
３東洋海事ビル
(株)アスコム

がんになった人だけが知っている
人生で大切なこと

読者　係

本書をお買いあげ頂き、誠にありがとうございました。お手数ですが、今後の出版の参考のため各項目にご記入のうえ、弊社までご返送ください。

お名前	男・女	才
ご住所　〒		
Tel	E-mail	
この本の満足度は何％ですか？		％
今後、著者や新刊に関する情報、新企画へのアンケート、セミナーのご案内などを郵送またはｅメールにて送付させていただいてもよろしいでしょうか？ □はい　□いいえ		

返送いただいた方の中から**抽選で5名**の方に
図書カード5000円分をプレゼントさせていただきます。

当選の発表はプレゼント商品の発送をもって代えさせていただきます。
※ご記入いただいた個人情報はプレゼントの発送以外に利用することはありません。
※本書へのご意見・ご感想およびその要旨に関しては、本書の広告などに文面を掲載させていただく場合がございます。

●本書へのご意見・ご感想をお聞かせください。

ご協力ありがとうございました。

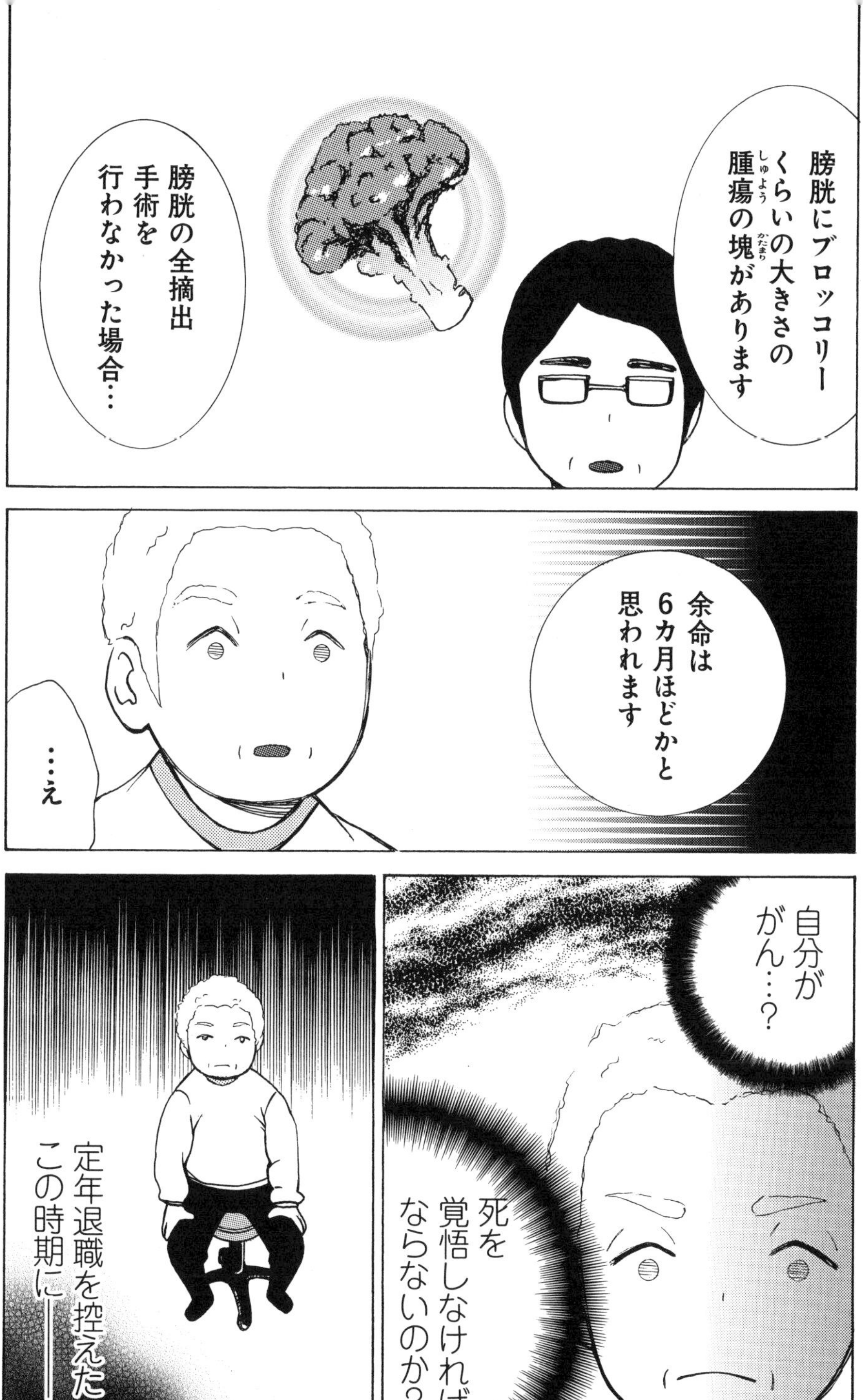
膀胱にブロッコリーくらいの大きさの腫瘍《しゅよう》の塊《かたまり》があります
膀胱の全摘出手術を行わなかった場合…
余命は6カ月ほどかと思われます
…え
自分ががん…?
死を覚悟しなければならないのか?
定年退職を控えたこの時期に――

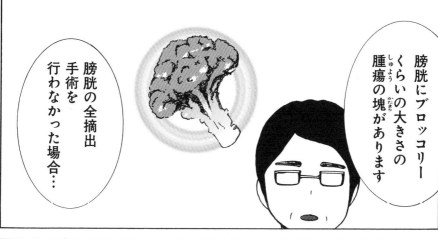

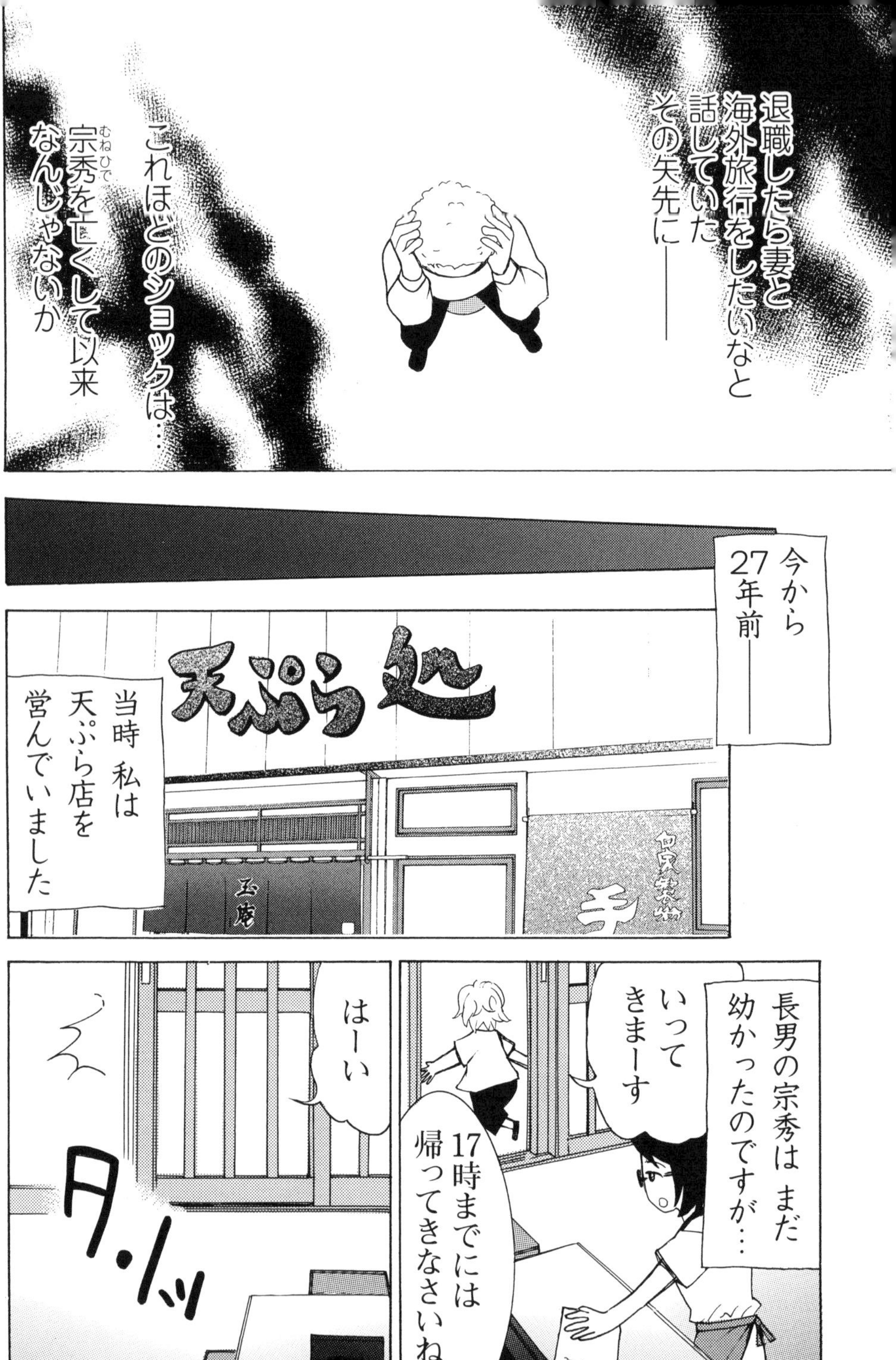
退職したら妻と
海外旅行をしたいなと
話していた
その矢先に――
これほどのショックは…
宗秀《むねひで》を亡くして以来
なんじゃないか
今から
27年前――
天ぷら処
当時 私は
天ぷら店を
営んでいました
長男の宗秀は まだ
幼かったのですが…
いって
きまーす
17時までには
帰ってきなさいね
はーい

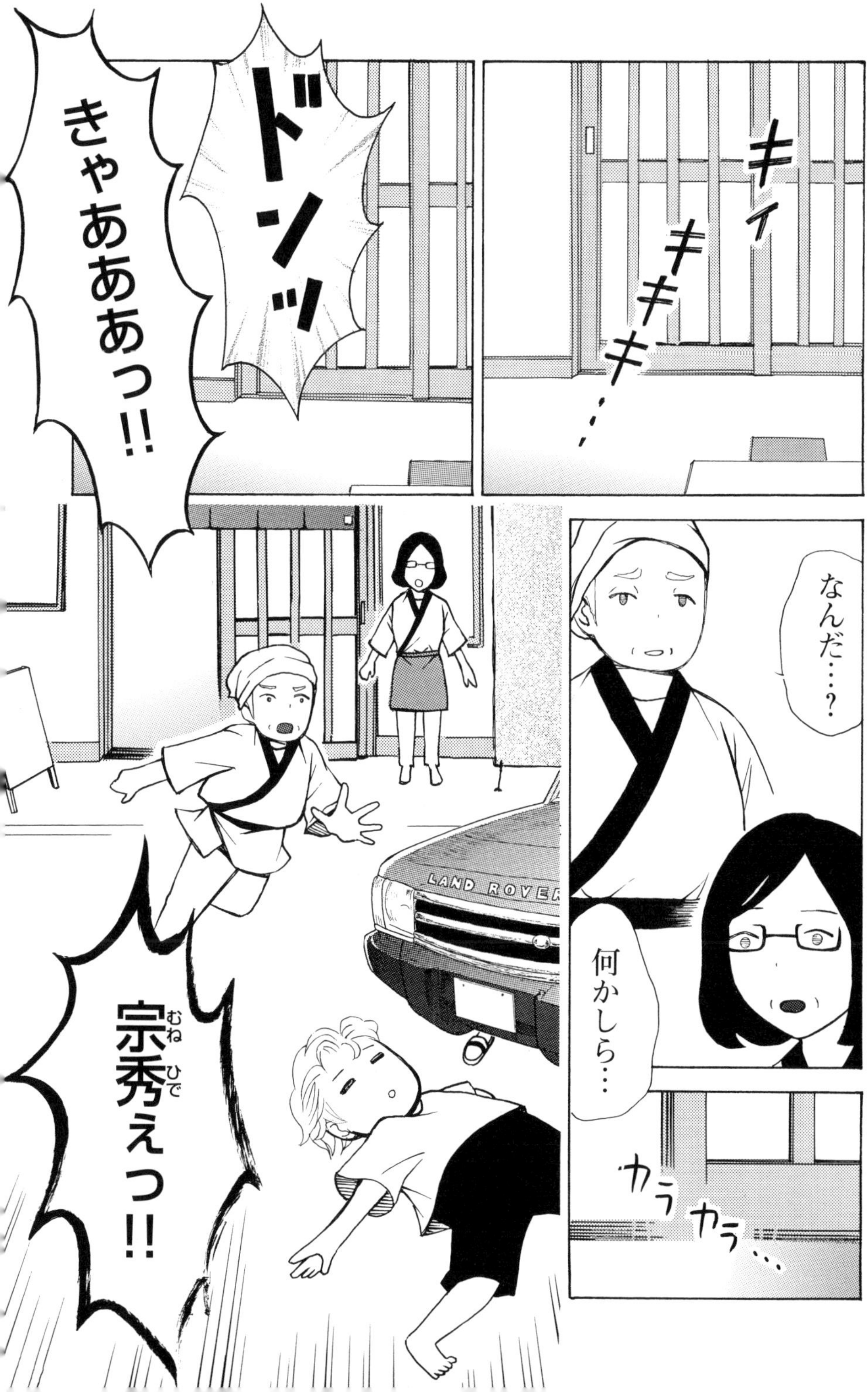
キィキキキ…
ドンッ
きゃあああっ!!
なんだ…?
何かしら…
カラカラ…
LAND ROVER
宗《むね》秀《ひで》えっ!!

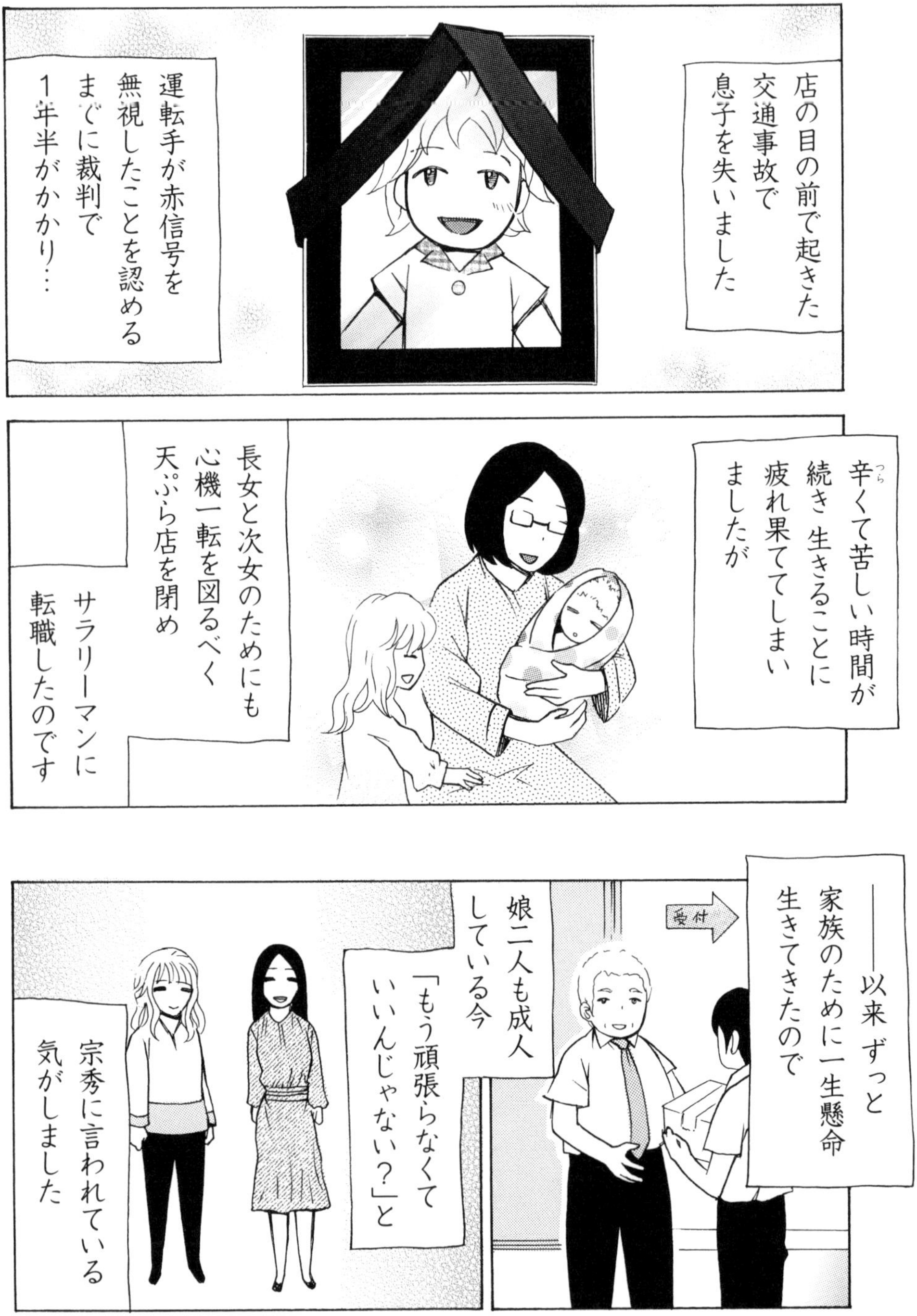
店の目の前で起きた
交通事故で
息子を失いました
運転手が赤信号を
無視したことを認める
までに裁判で
1年半がかかり…
辛《つら》くて苦しい時間が
続き 生きることに
疲れ果ててしまい
ましたが
長女と次女のためにも
心機一転を図るべく
天ぷら店を閉め
サラリーマンに
転職したのです
――以来ずっと
家族のために一生懸命
生きてきたので
受付
娘二人も成人
している今
「もう頑張らなくて
いいんじゃない?」と
宗秀に言われている
気がしました

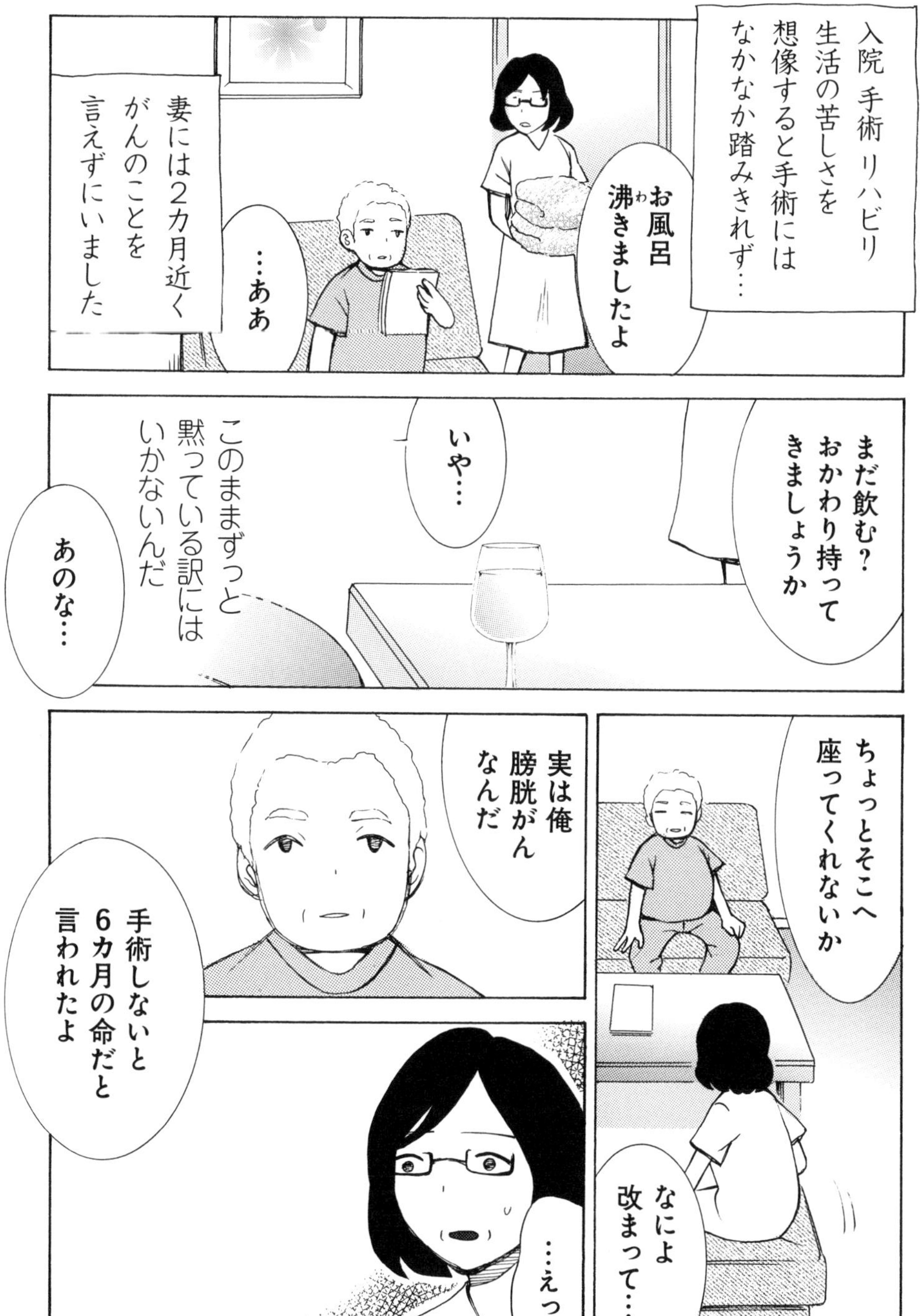
入院 手術 リハビリ 生活の苦しさを想像すると手術にはなかなか踏みきれず…
お風呂沸《わ》きましたよ
…ああ
妻には2カ月近くがんのことを言えずにいました
まだ飲む？ おかわり持ってきましょうか
いや…
このままずっと黙っている訳にはいかないんだ
あのな…
ちょっとそこへ座ってくれないか
なによ改まって…
実は俺膀胱がんなんだ
手術しないと6カ月の命だと言われたよ
…えっ

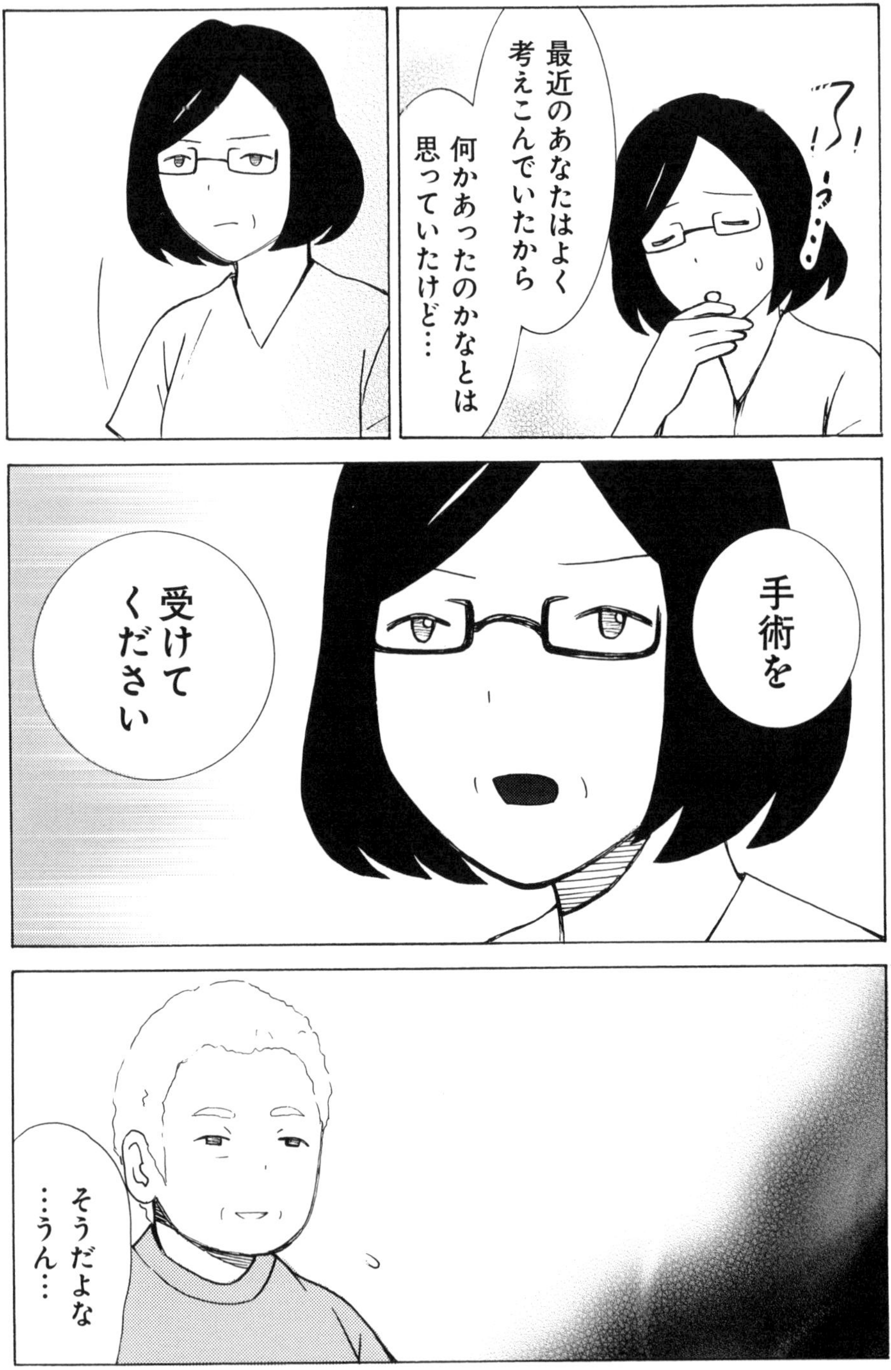
最近のあなたはよく考えこんでいたから
何かあったのかなとは思っていたけど…
手術を
受けてください
そうだよな…うん…

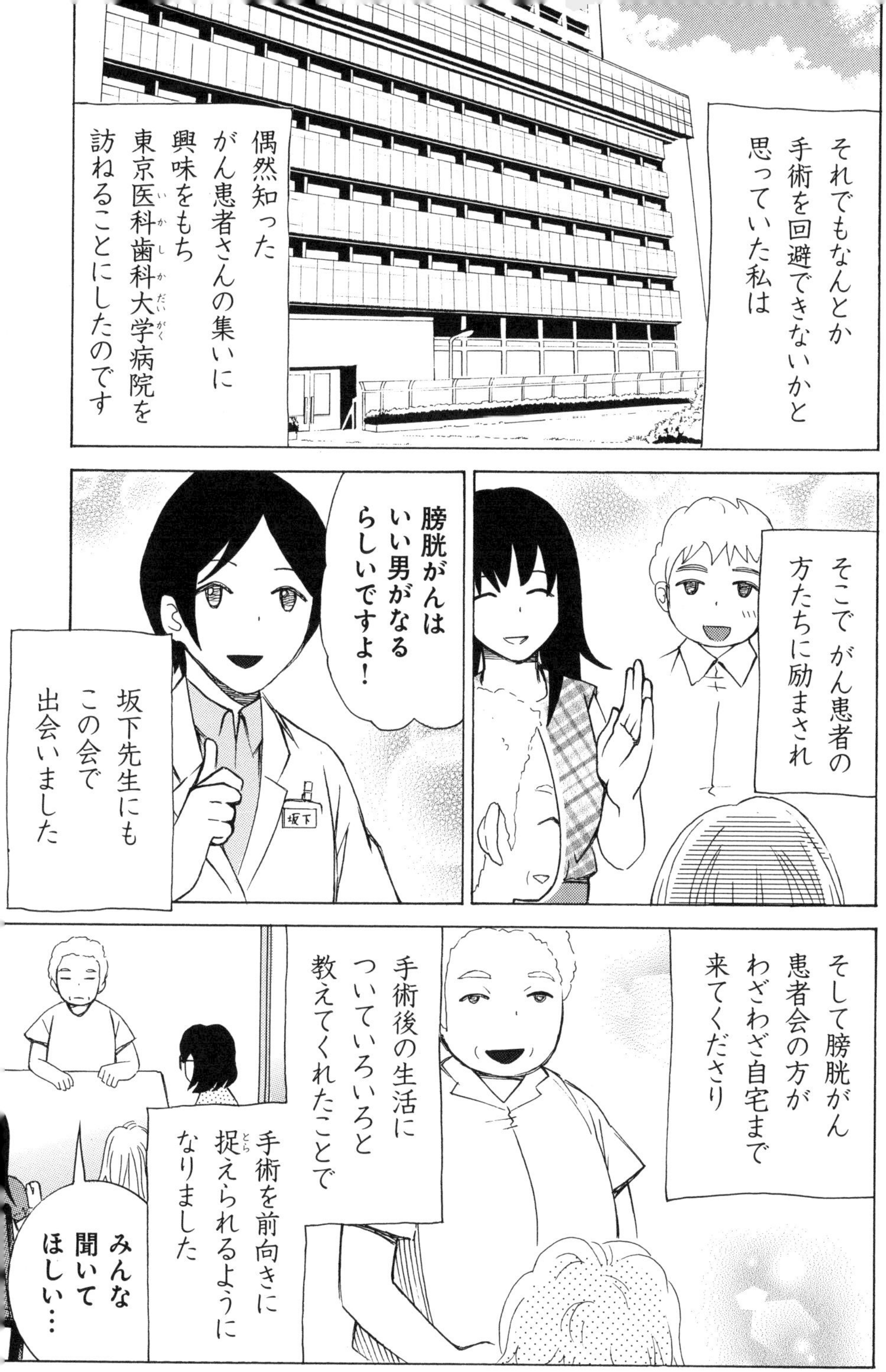

それでもなんとか
手術を回避できないかと
思っていた私は
偶然知った
がん患者さんの集いに
興味をもち
東京医《い》科《か》歯《し》科《か》大《だい》学《がく》病院を
訪ねることにしたのです
そこでがん患者の
方たちに励まされ
膀胱がんは
いい男がなる
らしいですよ！
坂下
坂下先生にも
この会で
出会いました
そして膀胱がん
患者会の方が
わざわざ自宅まで
来てくださり
手術後の生活に
ついていろいろと
教えてくれたことで
手術を前向きに
捉《とら》えられるように
なりました
みんな
聞いて
ほしい…

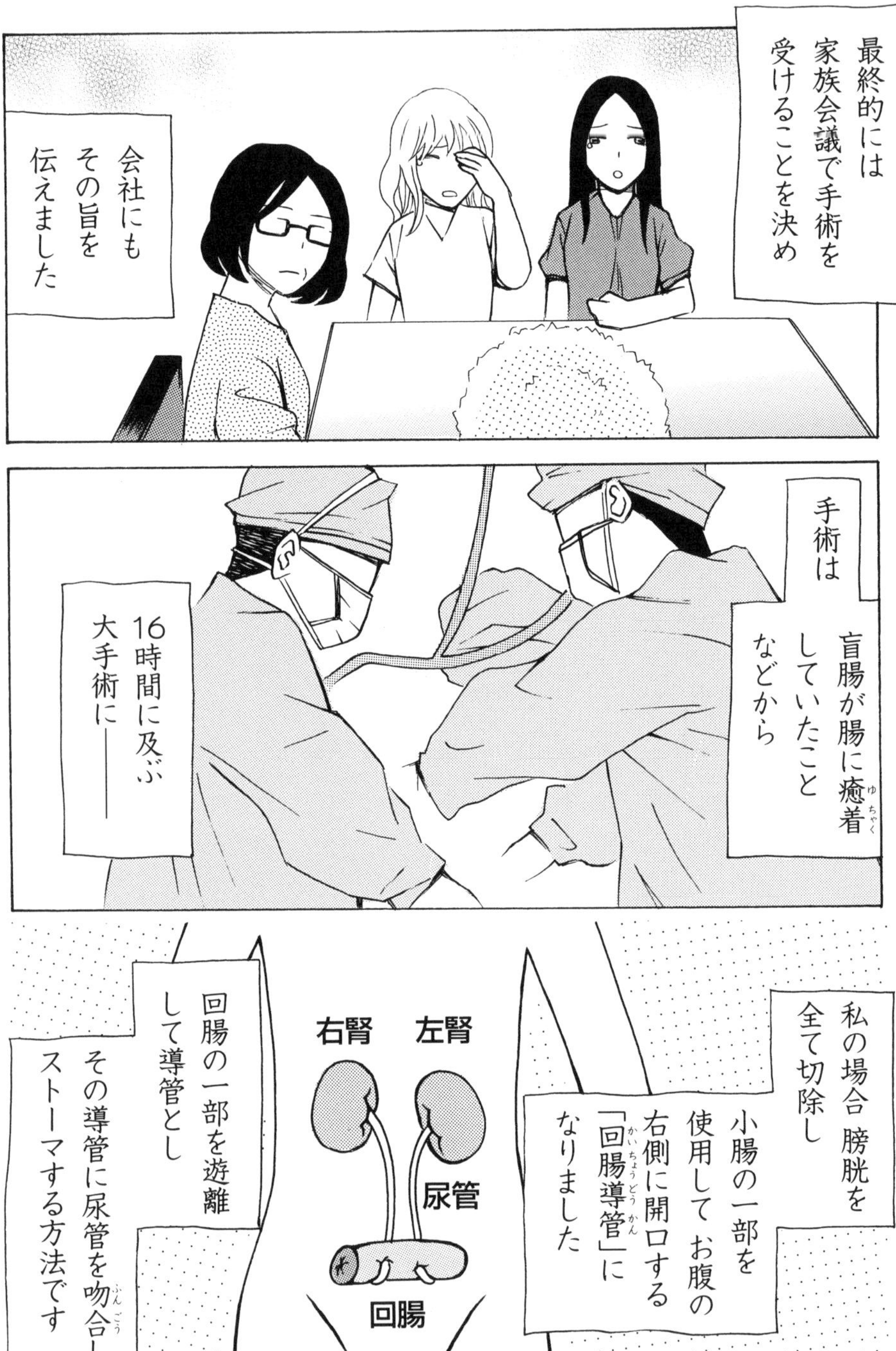
最終的には
家族会議で手術を
受けることを決め
会社にも
その旨を
伝えました
手術は
盲腸が腸に癒着《ゆちゃく》
していたこと
などから
16時間に及ぶ
大手術に——
私の場合 膀胱を
全て切除し
小腸の一部を
使用して お腹の
右側に開口する
「回腸導管《かいちょうどうかん》」に
なりました
回腸の一部を遊離
して導管とし
その導管に尿管を吻合《ふんごう》し
ストーマする方法です
右腎
左腎
尿管
回腸

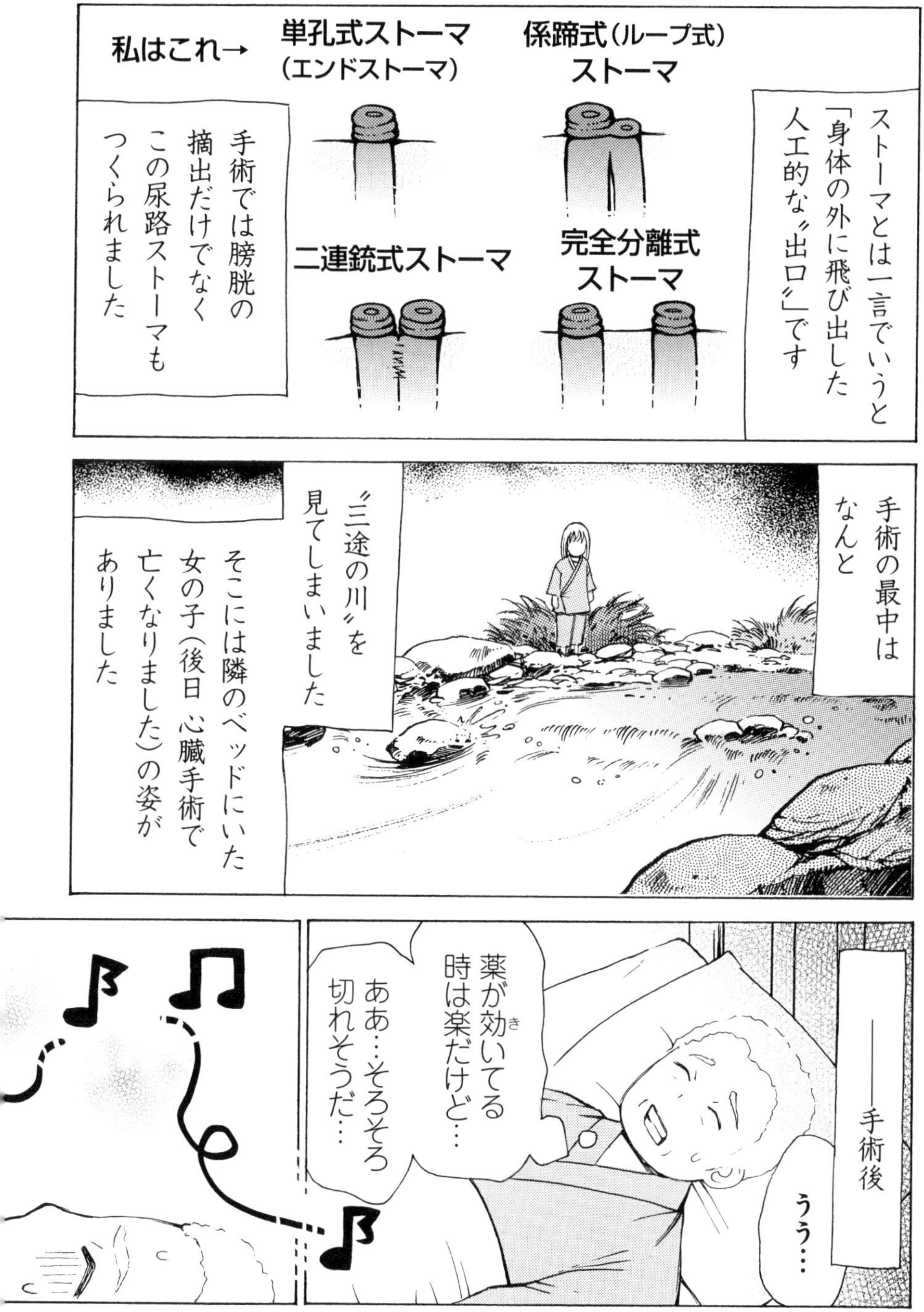

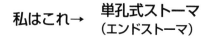

ストーマとは一言でいうと「身体の外に飛び出した人工的な〝出口〟」です
係蹄式（ループ式）ストーマ
単孔式ストーマ（エンドストーマ）
私はこれ→
完全分離式ストーマ
二連銃式ストーマ
手術では膀胱の摘出だけでなくこの尿路ストーマもつくられました
手術の最中はなんと
〝三途の川〟を見てしまいました
そこには隣のベッドにいた女の子（後日 心臓手術で亡くなりました）の姿がありました
――手術後
うう…
薬が効《き》いてる時は楽だけど…
ああ…そろそろ切れそうだ…

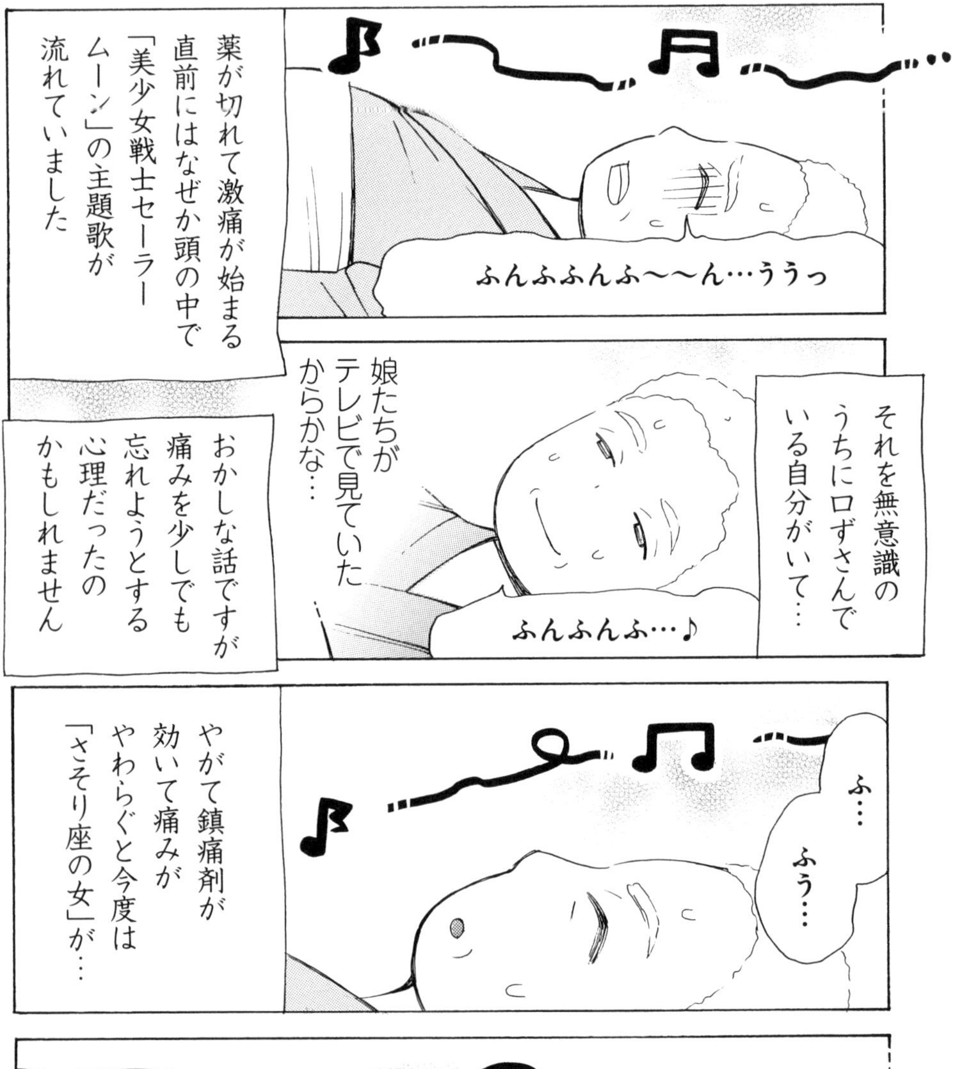

ふんふふんふ～～ん…ううっ
薬が切れて激痛が始まる直前にはなぜか頭の中で「美少女戦士セーラームーン」の主題歌が流れていました
それを無意識のうちに口ずさんでいる自分がいて…
ふんふんふ…♪
娘たちがテレビで見ていたからかな…
おかしな話ですが痛みを少しでも忘れようとする心理だったのかもしれません
ふ…
ふう…
やがて鎮痛剤が効いて痛みがやわらぐと今度は「さそり座の女」が…
はぁ…
とても不思議な体験でした

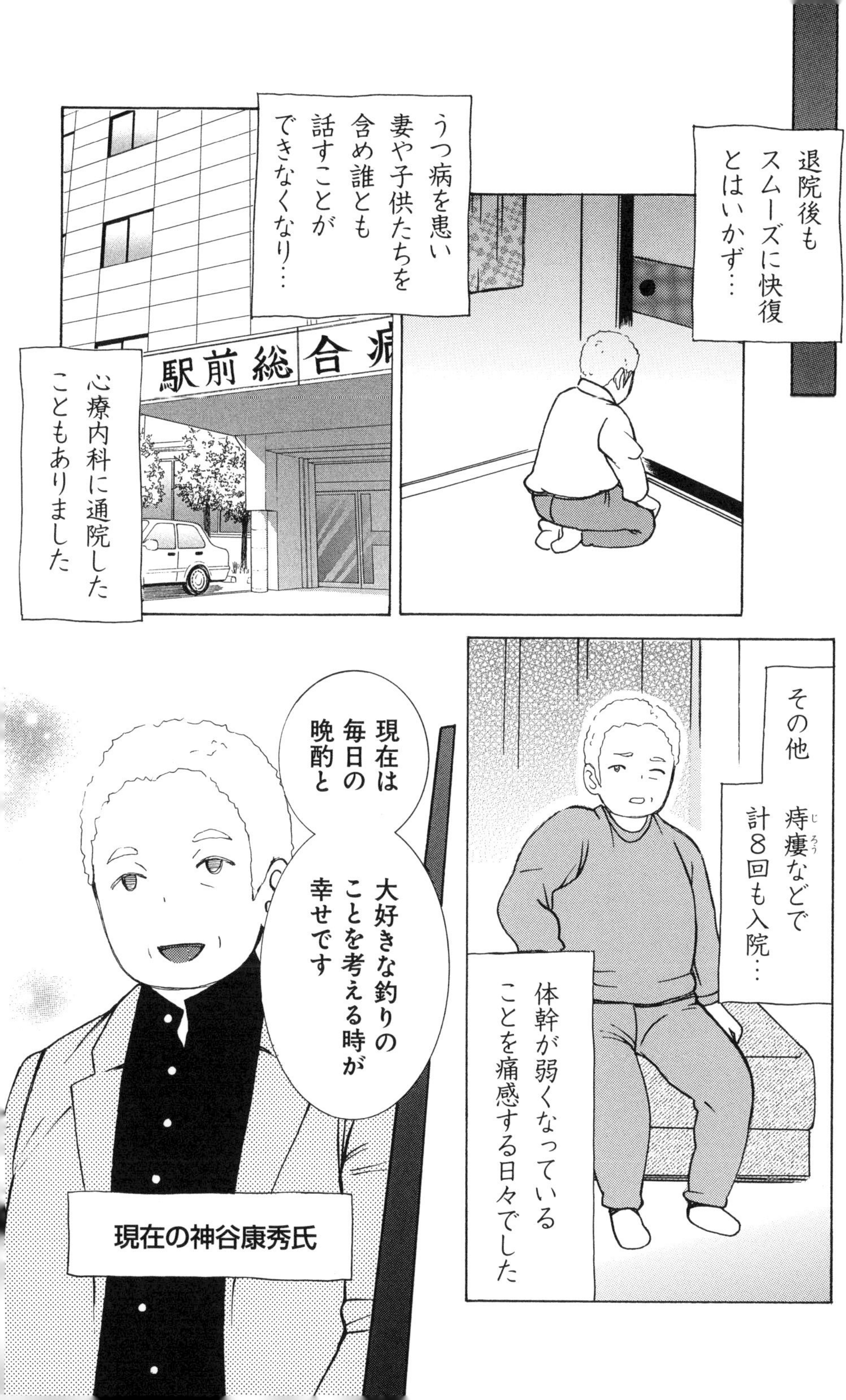
退院後も
スムーズに快復
とはいかず…
うつ病を患い
妻や子供たちを
含め誰とも
話すことが
できなくなり…
駅前総合
心療内科に通院した
こともありました
その他
痔瘻《じろう》などで
計8回も入院…
体幹が弱くなっている
ことを痛感する日々でした
現在は
毎日の
晩酌と
大好きな釣りの
ことを考える時が
幸せです
現在の神谷康秀氏

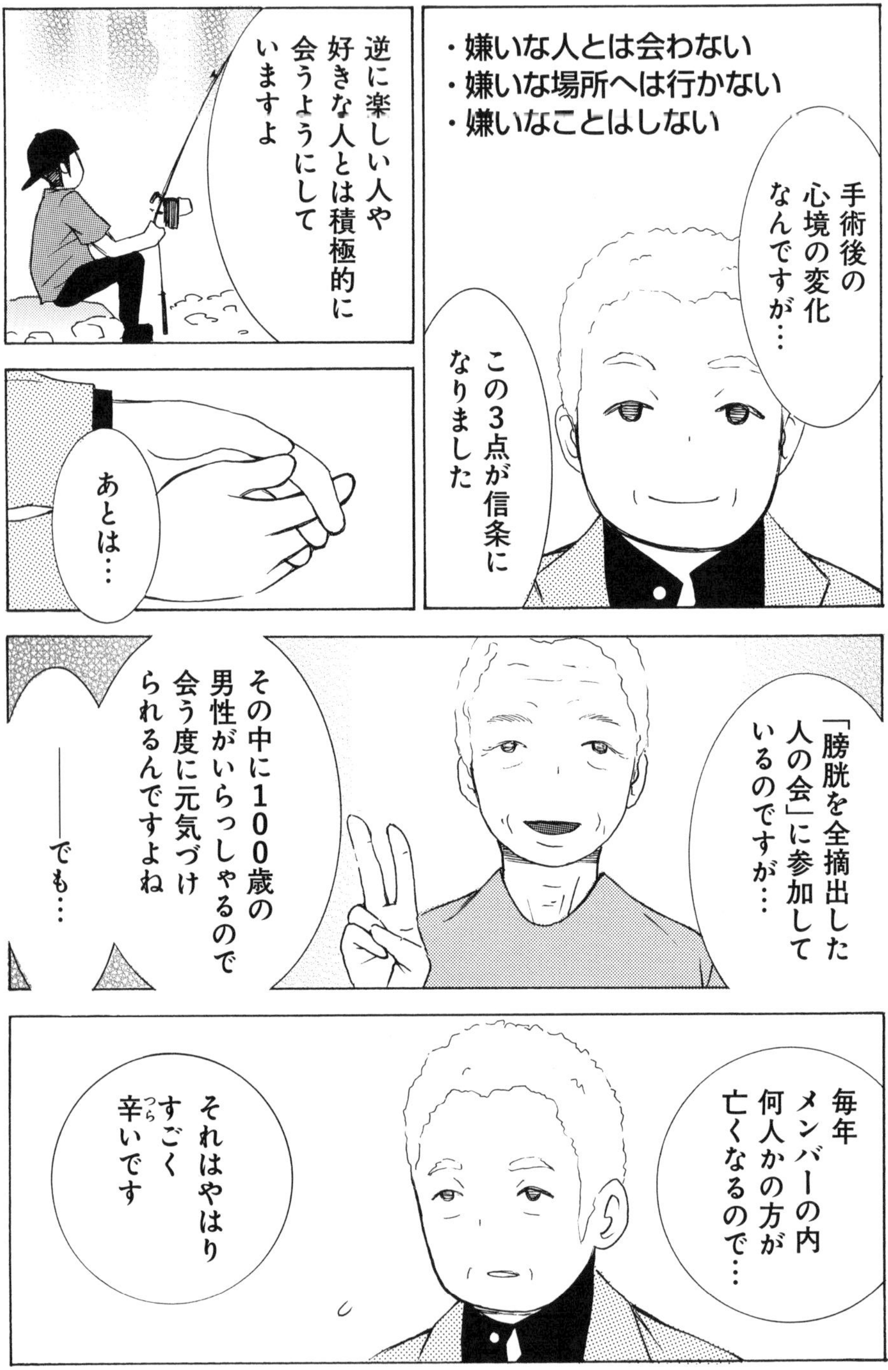
・嫌いな人とは会わない
・嫌いな場所へは行かない
・嫌いなことはしない
手術後の心境の変化なんですが…
この3点が信条になりました
逆に楽しい人や好きな人とは積極的に会うようにしていますよ
あとは…
「膀胱を全摘出した人の会」に参加しているのですが…
その中に100歳の男性がいらっしゃるので会う度に元気づけられるんですよね
――でも…
毎年メンバーの内何人かの方が亡くなるので…
それはやはりすごく辛《つら》いです

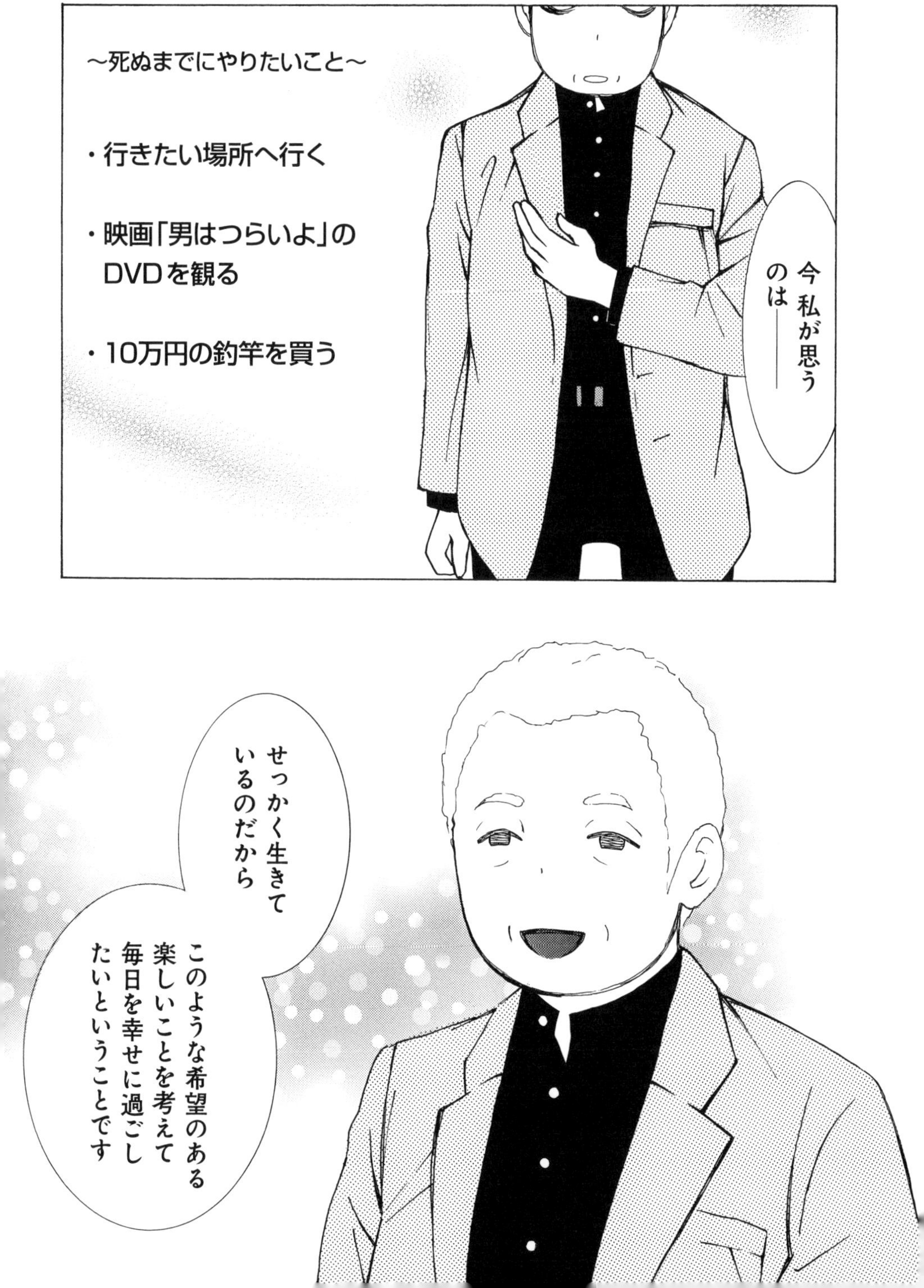
～死ぬまでにやりたいこと～
・行きたい場所へ行く
・映画「男はつらいよ」のDVDを観る
・10万円の釣竿を買う
今私が思うのは――
せっかく生きているのだから
このような希望のある楽しいことを考えて毎日を幸せに過ごしたいということです

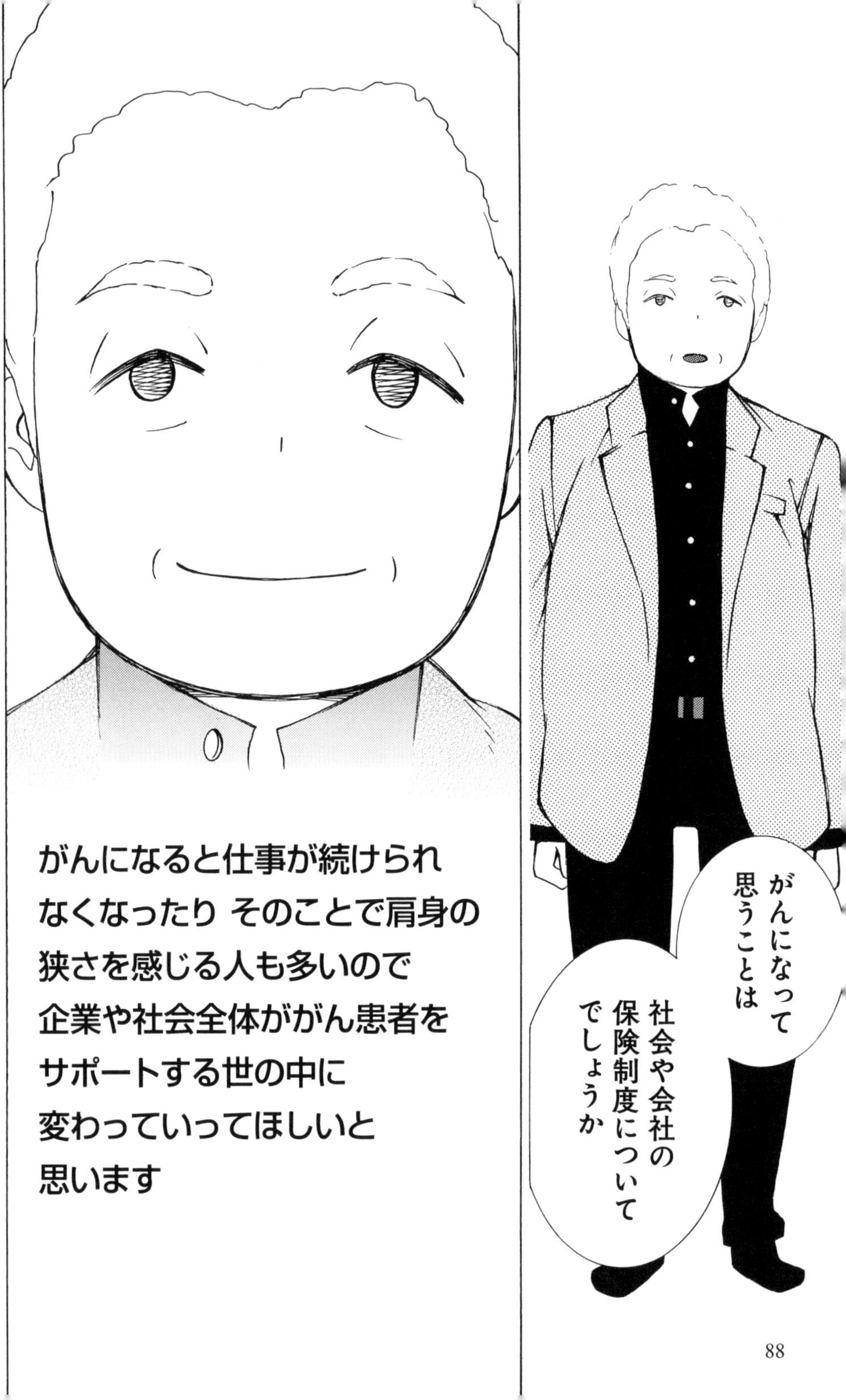
がんになって思うことは
社会や会社の保険制度についてでしょうか
がんになると仕事が続けられなくなったり そのことで肩身の狭さを感じる人も多いので企業や社会全体ががん患者をサポートする世の中に変わっていってほしいと思います

希少だからこそ仲間とつながる

――福智《ふくち》木蘭《ムーラン》さん

みなさんは「希少がん」という言葉をご存じでしょうか。人口10万人あたり6人未満の「稀《まれ》」ながんで、数が少ないために診断や治療の開発が難しいとされてきました。最近になってようやく希少がん対策にもスポットライトが当てられるようになってきました。

私の場合も希少がんなので、普通に暮らしていると、同年代の骨軟部腫瘍の患者さんに出会うことはほとんどありませんでした。でも、RFLに参加したり、インターネットで検索したり自分から発信してみると、同じような経験をした仲間とつながることができました。

このように、稀ながんになると、同じような経験をした人と出会うためには、少々工夫が必要になります。

木蘭さんのがんも稀《まれ》ながんで、鼻の中の鼻中隔《びちゅうかく》というところにあったため、手術をして、嗅覚《きゅうかく》を失われています。見た目にはまったくわかりませんが、とてもご苦労をされていると思います。

頭頸部《とうけいぶ》（首から上の部分）にできるがんには、舌《ぜつ》がんなどの口腔《こうくう》がん、咽頭《いんとう》がん、喉頭《こうとう》がんなどがありますが、がん全体の中で約5％という希少なものです。この部分にはさまざまな神経などが集まっているため、たとえ見た目にはあまり影響がない場合でも、その後の人生に大きな影響を与えることがあります。うまく話すことができなかったり、味覚や嗅覚に影響が出たり、それまで当たり前だった日常を取り戻すことが難しくなる場合もあります。

木蘭さんは、ご自身が嗅覚を失うという辛い経験をされたことから、そんな辛さを共有できるように、そして仲間とつながることができるようにと、頭頸部がん患者と家族の会「Ｎｉｃｏｔｔｏ（ニコット）」を立ち上げています。

自然にニコ〜ット笑顔になれる場所、という願いを込めて名付け、「思い切り話せて、泣けて、笑えて、心がメッチャ軽くなれる」場所を作りたかったそうです。

でも、彼女自身は、そんな辛さを感じさせない明るさを持っています。

「Ｎｉｃｏｔｔｏ（ニコット）」では、食べることやお話しすること、見た目など他のがん患者さんとは違った悩みを抱えている方々が、悩みや経験を共有し合い、楽しく交流されています。木蘭さんは、実は若い頃にアイドル歌手として芸能活動をされていたことがあるそうで、がん患者の会での活動のほかにも、過去の歌手活動の経験を活かしてバンドのボーカルを務め、ＲＦＬでもステージに立って盛り上げてくれています。自ら作詞作曲を手がけた「ＲＵキデバレＹＡ」（反対から読むと「ヤレバデキル」）などの素敵な楽曲で、患者さんたちを励ましてくれています。

自分の元気な姿をみなさんに見てもらうことで、「がんを経験しても楽しく人生を満喫できるんだ」というメッセージを伝えてくれているのだと思います。

病気の種類によっては、他の人には気づいてもらいにくい、特別な悩みを抱えてしまうこともあります。そんなときは一人で悩まず、同じ病気の仲間とのつながりを作ってみるのもよいのではないでしょうか。仲間同士のつながりは、きっといろいろなプラスの効果をもたらしてくれるのではないかと思います。

福《ふく》智《ち》木《ムー》蘭《ラン》さん（68歳）

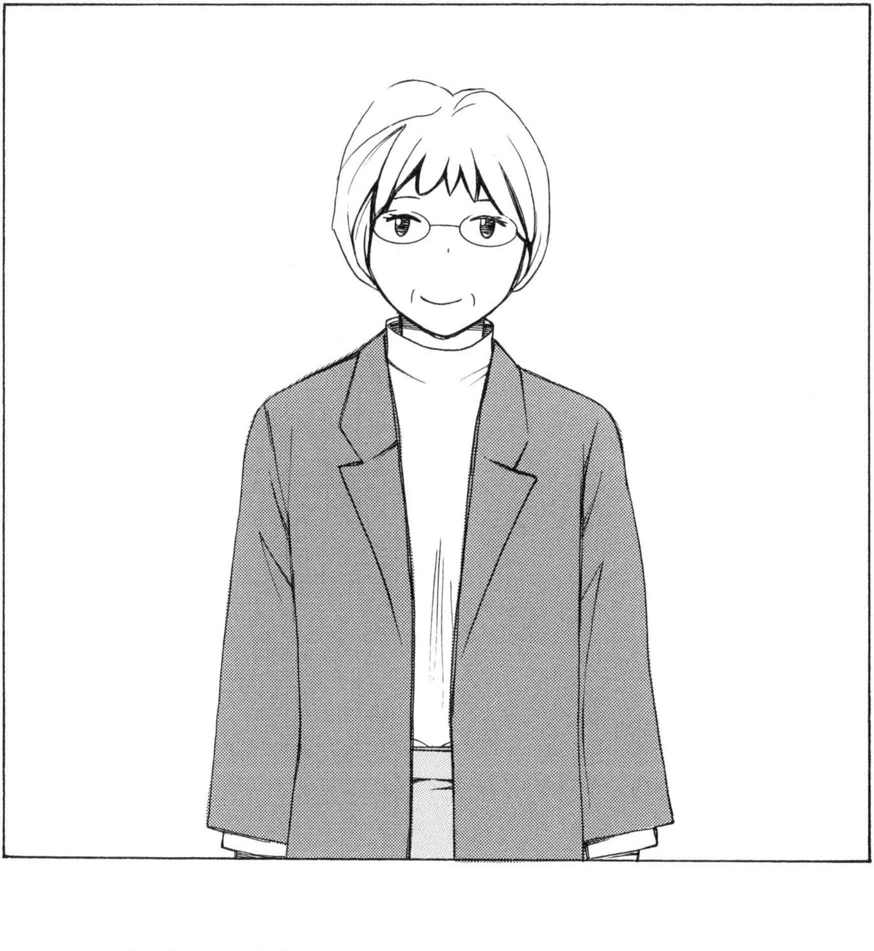

鼻《び》中《ちゅう》隔《かく》がんサバイバー

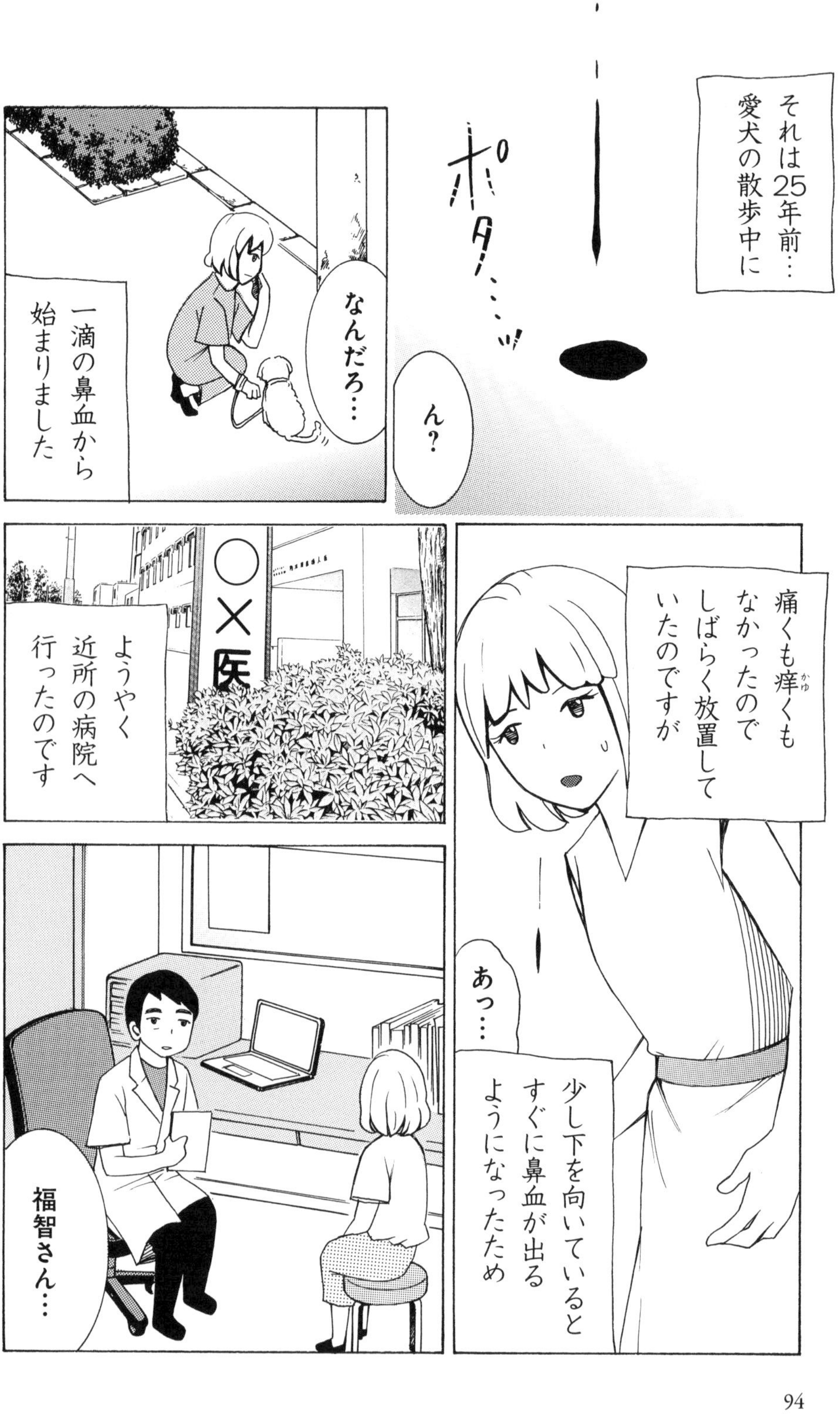
それは25年前…
愛犬の散歩中に
ポタ、、、ッ
ん?
なんだろ…
一滴の鼻血から
始まりました
痛くも痒《かゆ》くも
なかったので
しばらく放置して
いたのですが
あっ…
少し下を向いていると
すぐに鼻血が出る
ようになったため
○×医
ようやく
近所の病院へ
行ったのです
福智さん…

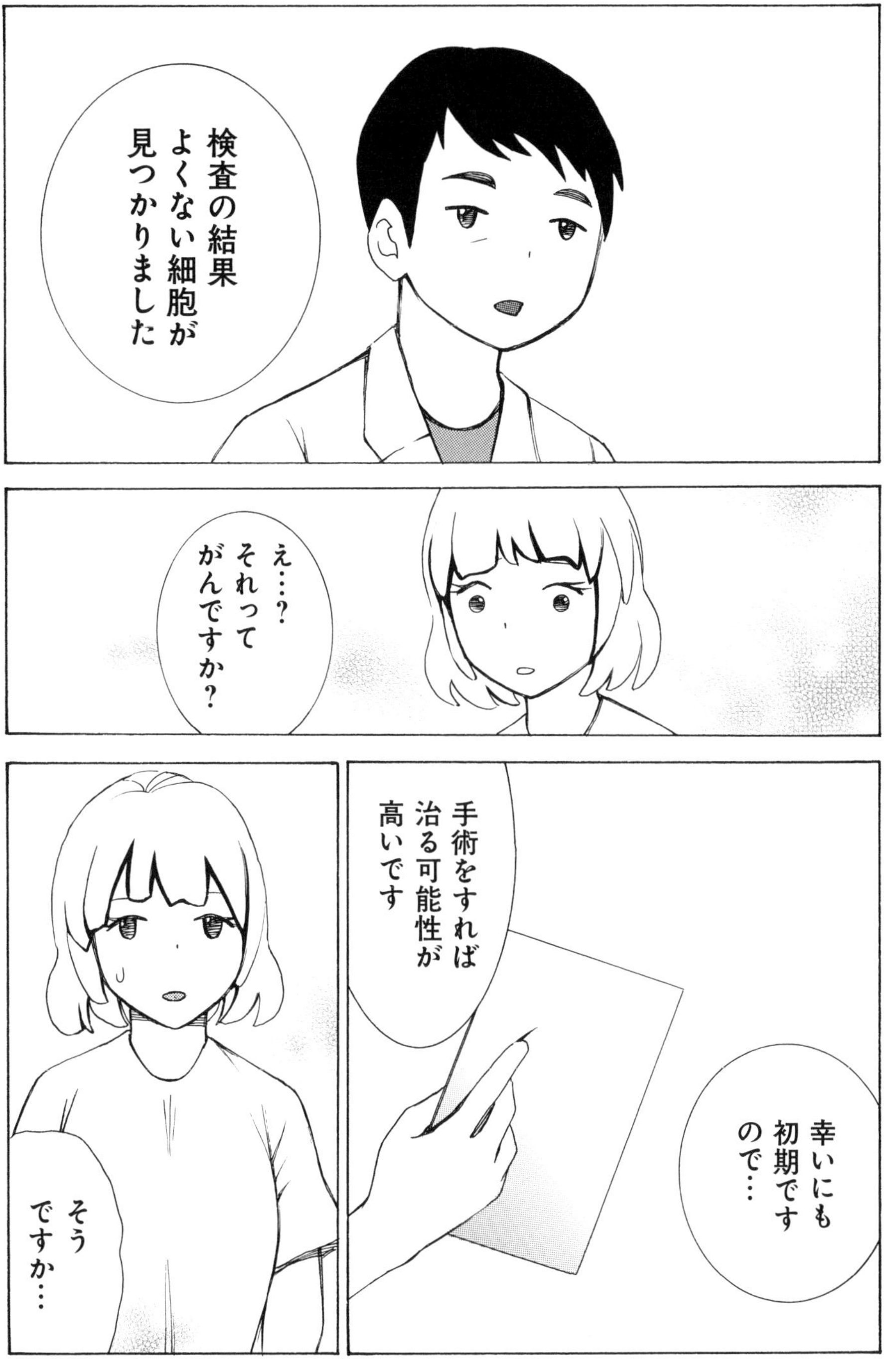
検査の結果よくない細胞が見つかりました
え…?それってがんですか?
手術をすれば治る可能性が高いです
幸いにも初期ですので…
そうですか…

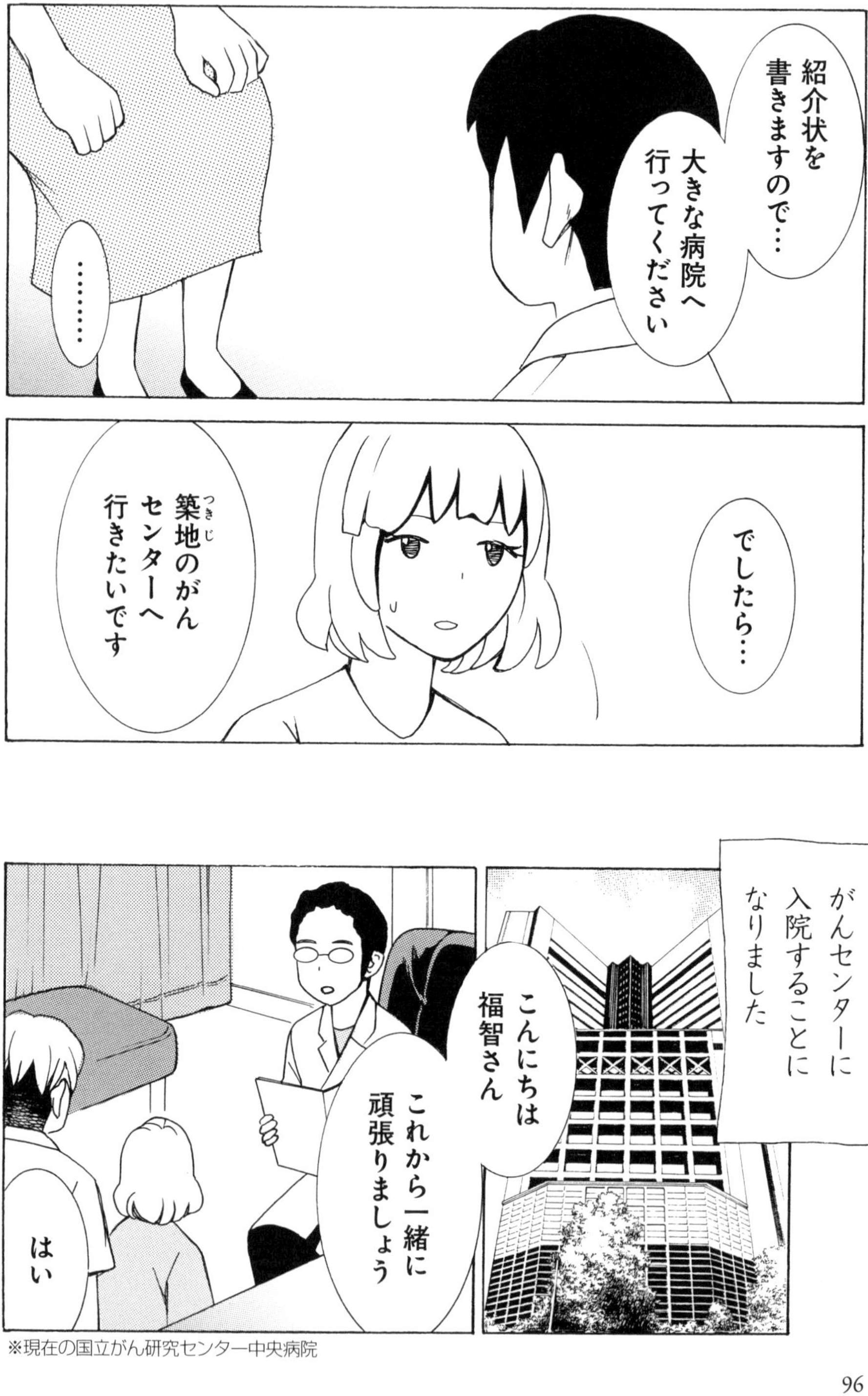

紹介状を書きますので…
大きな病院へ行ってください
………
でしたら…
築地《つきじ》のがんセンターへ行きたいです
こうして私は国立※がんセンターに入院することになりました
こんにちは福智さん
これから一緒に頑張りましょう
はい

※現在の国立がん研究センター中央病院

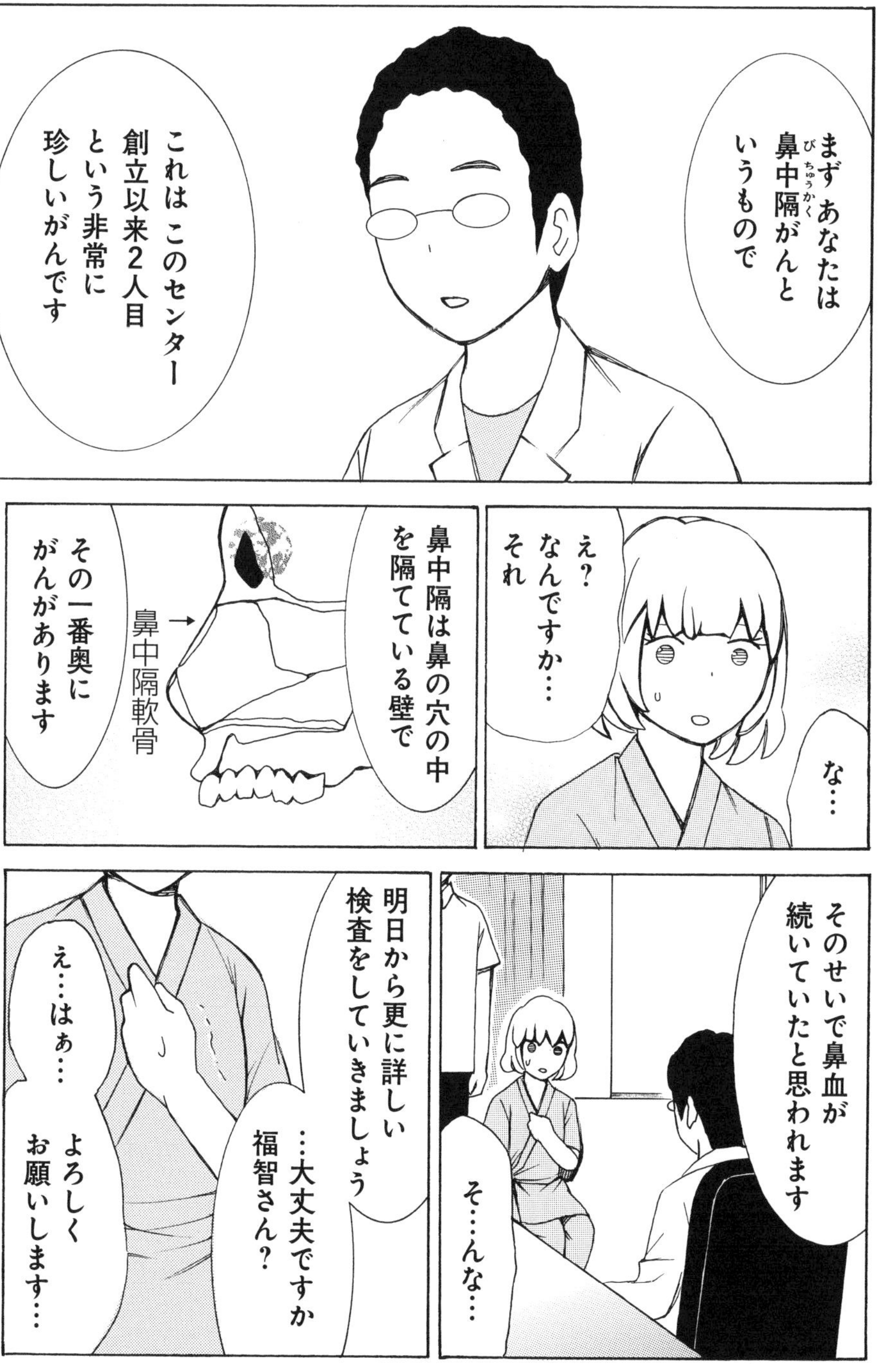
まずあなたは鼻中隔《びちゅうかく》がんというもので
これはこのセンター創立以来2人目という非常に珍しいがんです
え?なんですか…それ
な…
鼻中隔は鼻の穴の中を隔てている壁で
鼻中隔軟骨
その一番奥にがんがあります
そのせいで鼻血が続いていたと思われます
そ…んな…
明日から更に詳しい検査をしていきましょう
…大丈夫ですか福智さん?
え…はぁ…
よろしくお願いします…

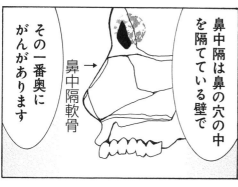

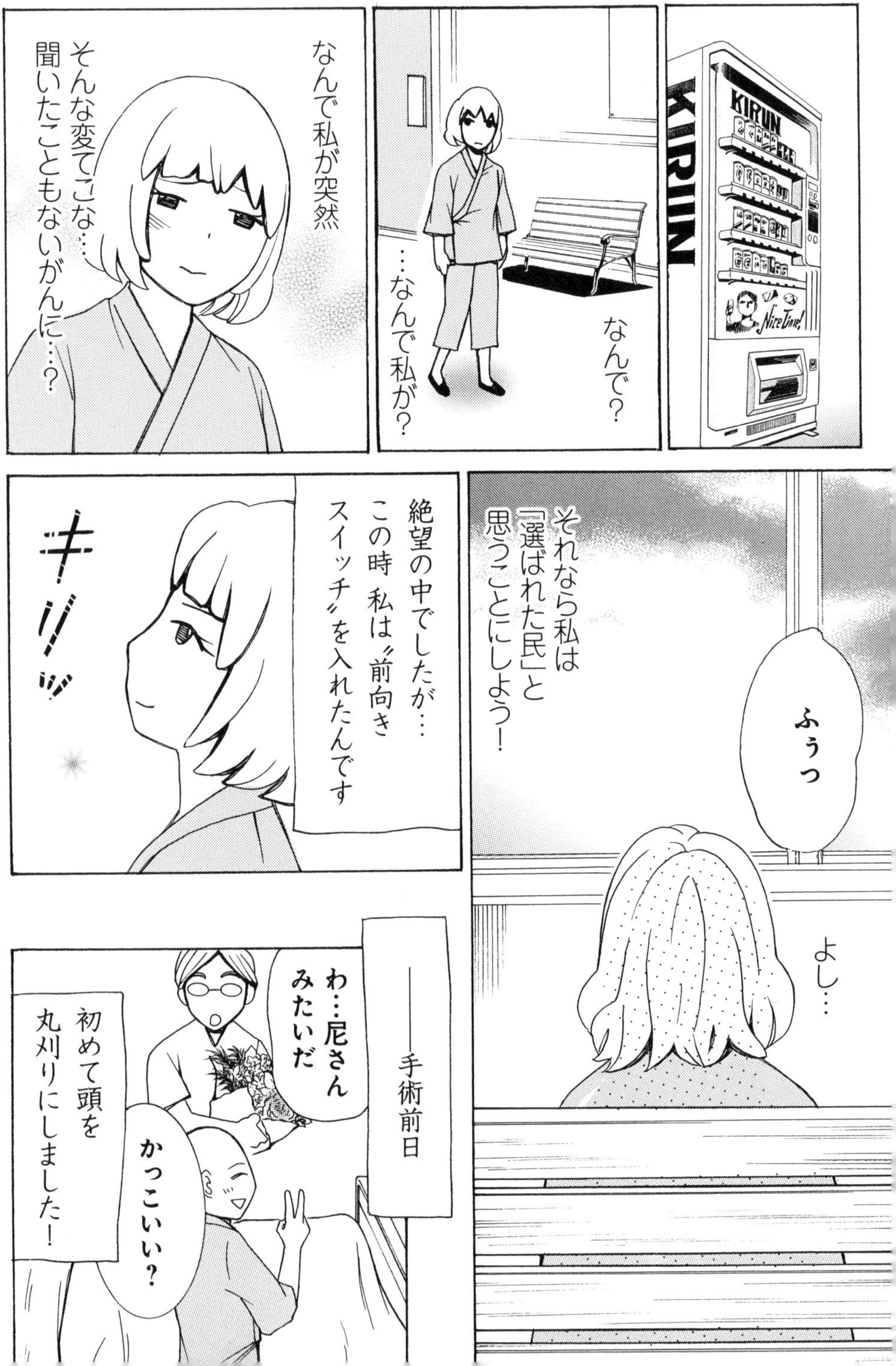
KIRUN
なんで？
…なんで私が？
なんで私が突然
そんな変てこな…聞いたこともないがんに…？
それなら私は『選ばれた民』と思うことにしよう！
ふぅっ
よし…
絶望の中でしたが…この時 私は〝前向きスイッチ〟を入れたんです
キリッ
——手術前日
わ…尼さんみたいだ
かっこいい？
初めて頭を丸刈りにしました！

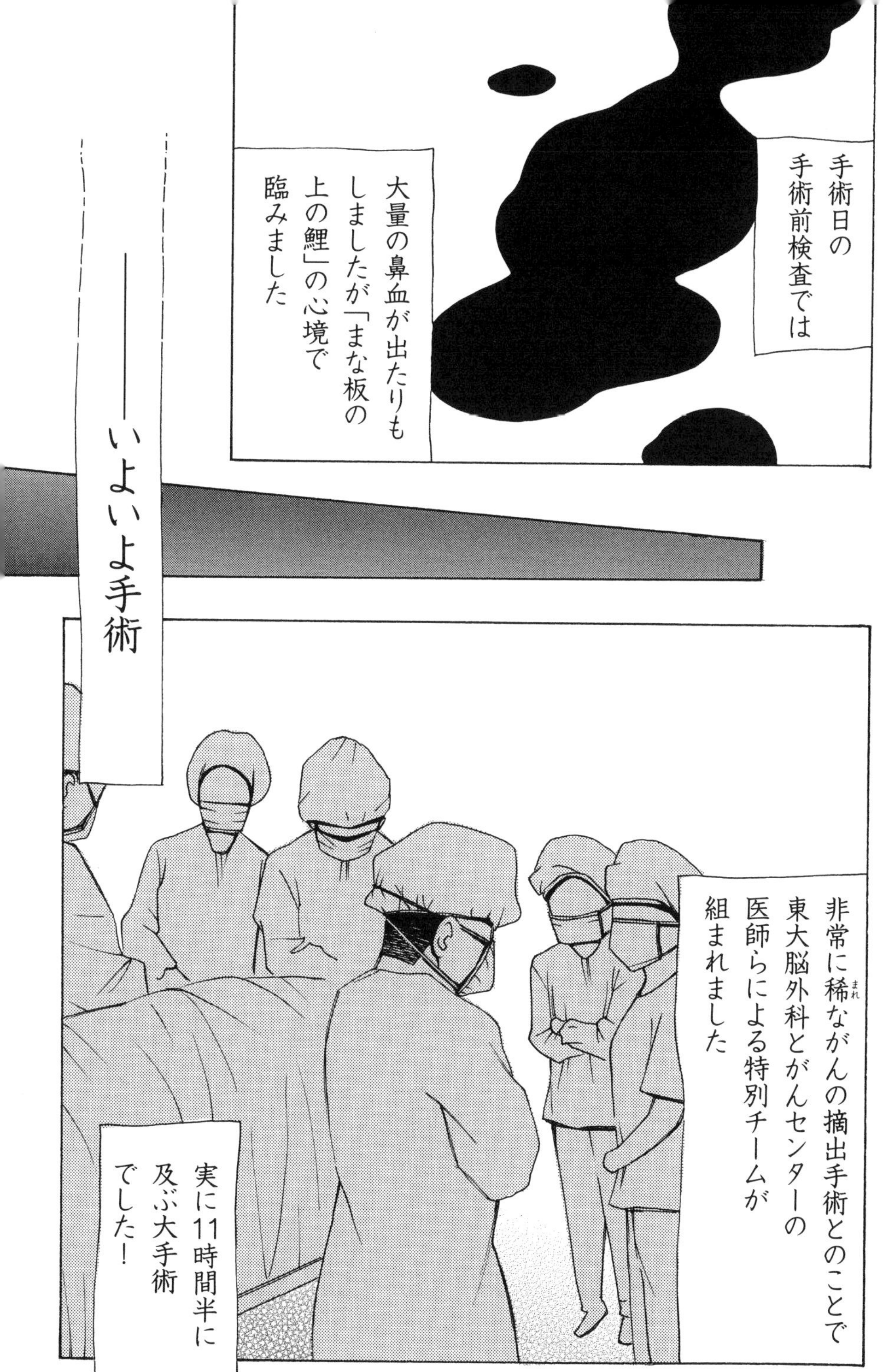
手術日の
手術前検査では
大量の鼻血が出たりも
しましたが「まな板の
上の鯉」の心境で
臨みました
——いよいよ手術
非常に稀《まれ》ながんの摘出手術とのことで
東大脳外科とがんセンターの
医師らによる特別チームが
組まれました
実に11時間半に
及ぶ大手術
でした!

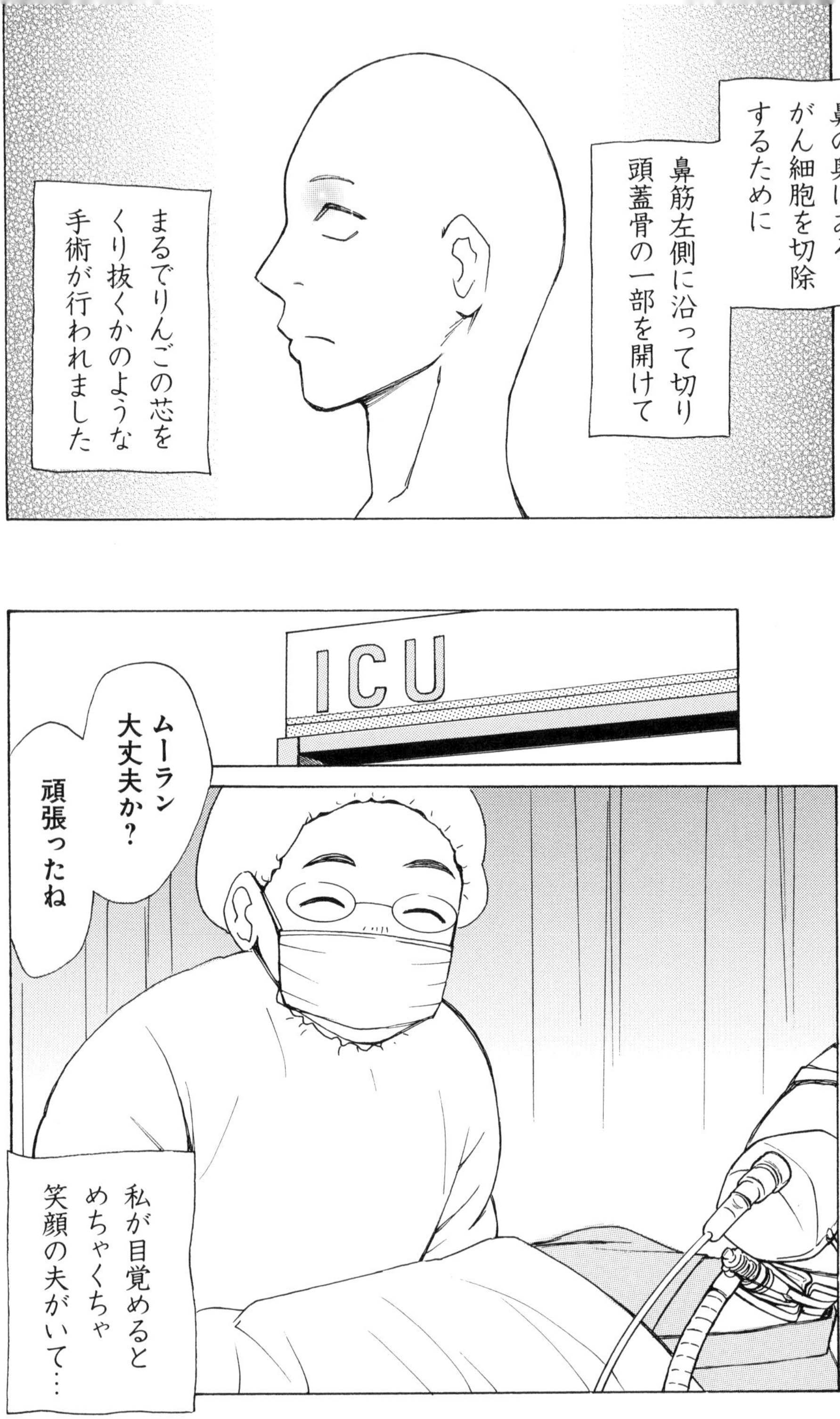
鼻の奥にあるがん細胞を切除するために
鼻筋左側に沿って切り頭蓋骨の一部を開けて
まるでりんごの芯をくり抜くかのような手術が行われました
ICU
ムーラン大丈夫か？頑張ったね
私が目覚めるとめちゃくちゃ笑顔の夫がいて…

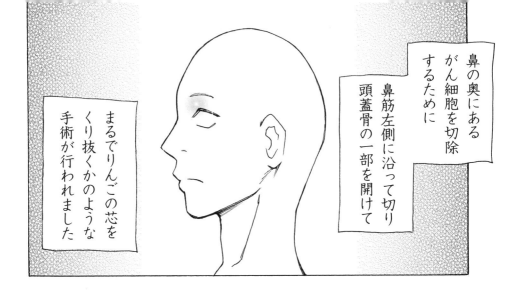

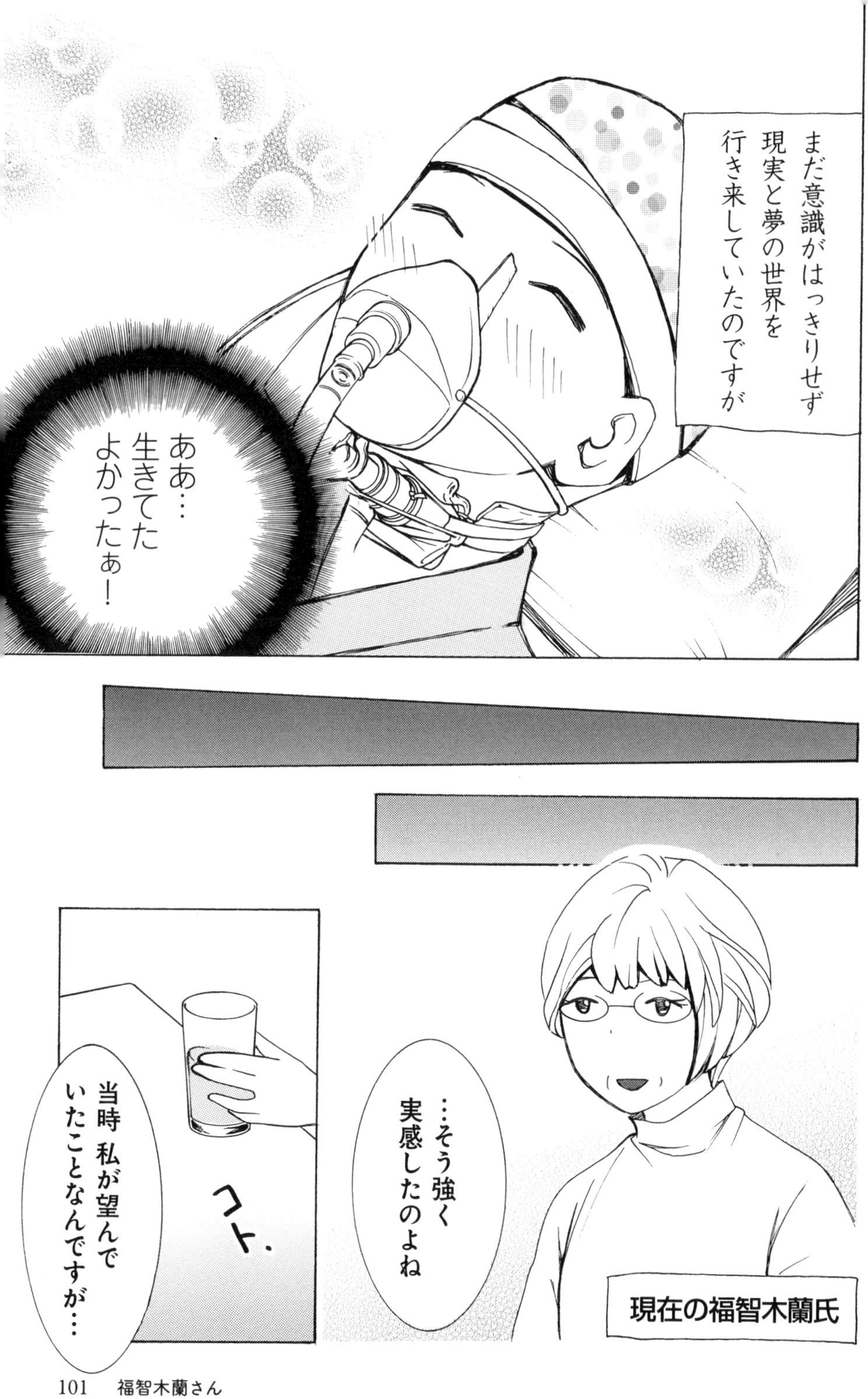
まだ意識がはっきりせず
現実と夢の世界を
行き来していたのですが
ああ…
生きてた
よかったぁ!
…そう強く
実感したのよね
現在の福智木蘭氏
当時 私が望んで
いたことなんですが…
コト.

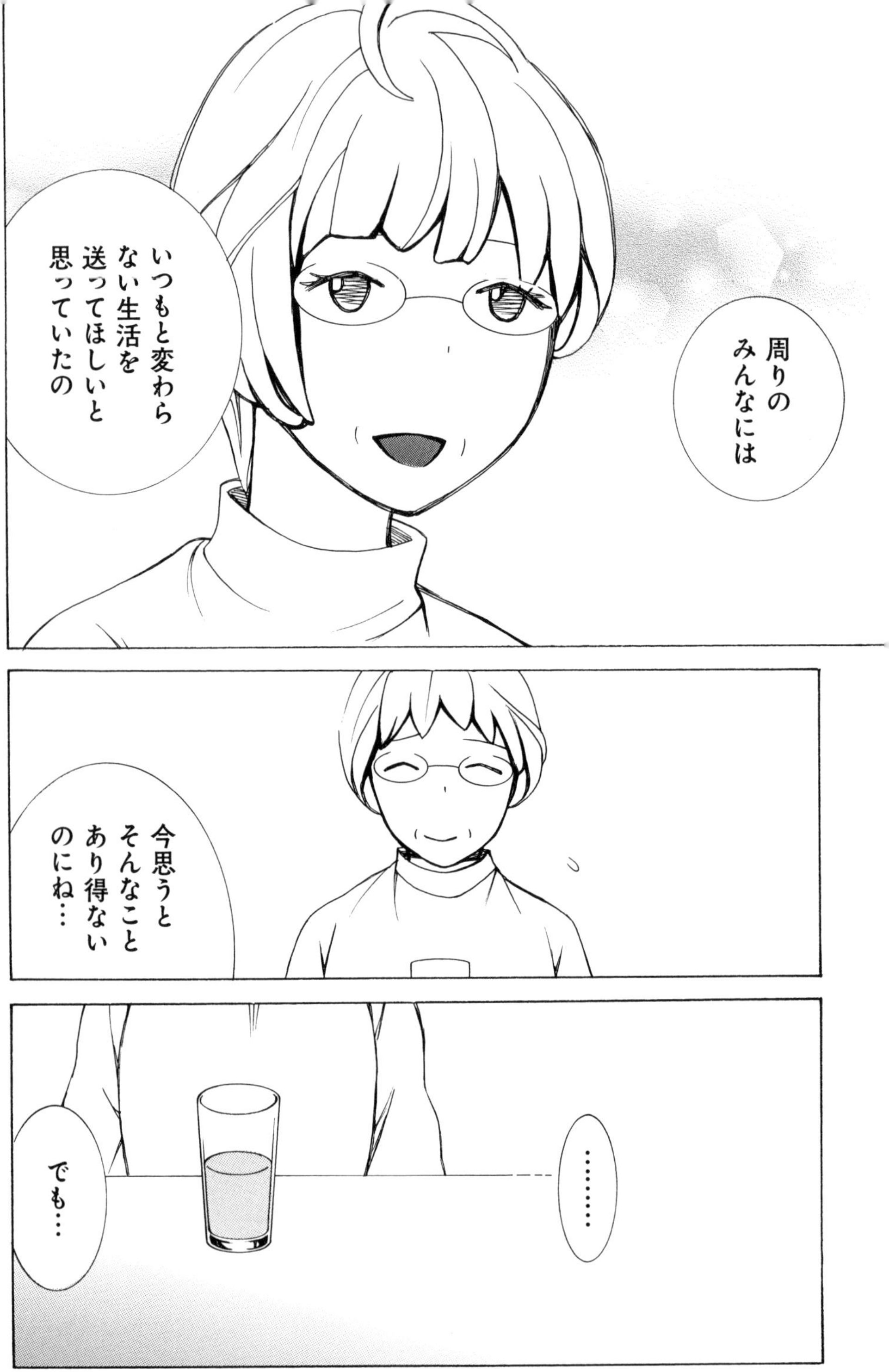

周りのみんなには
いつもと変わらない生活を送ってほしいと思っていたの
今思うとそんなことあり得ないのにね…
…………
でも…

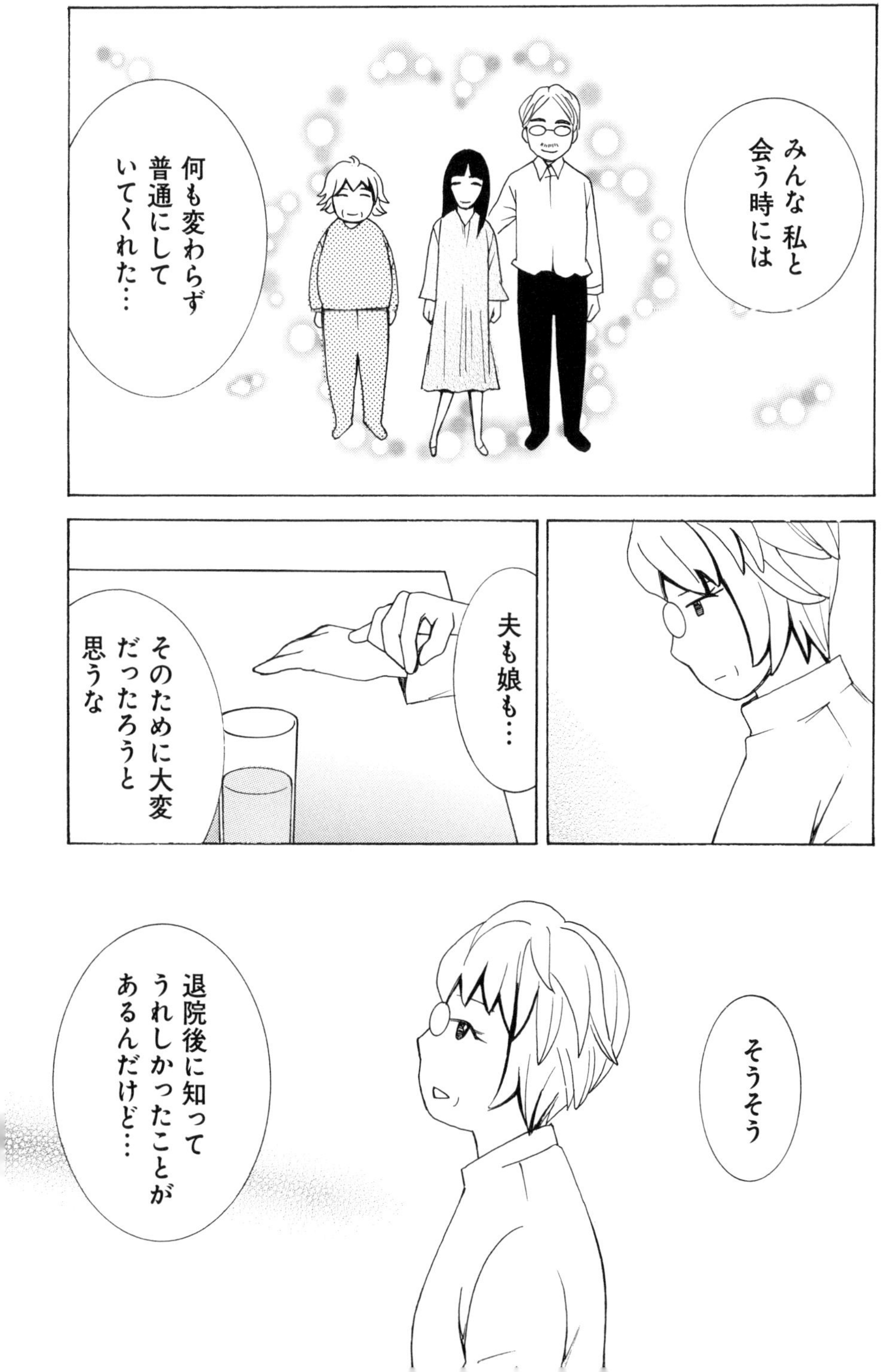
みんな私と会う時には
何も変わらず普通にしていてくれた…
夫も娘も…
そのためにだったろうと思うな大変
退院後に知ってうれしかったことがあるんだけど…
そうそう

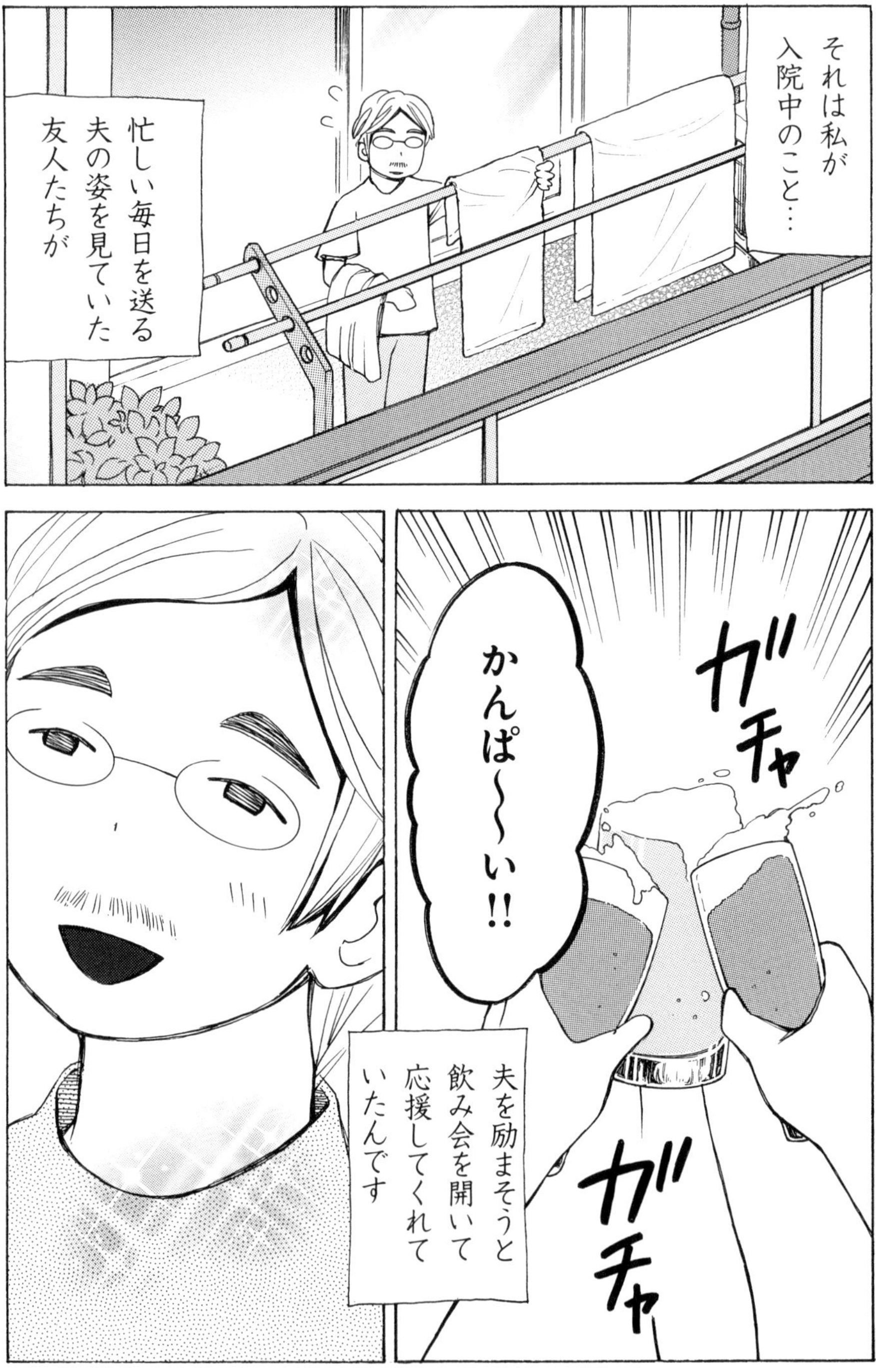
それは私が入院中のこと…
忙しい毎日を送る夫の姿を見ていた友人たちが
かんぱ〜〜い!!
ガチャ
ガチャ
夫を励まそうと飲み会を開いて応援してくれていたんです

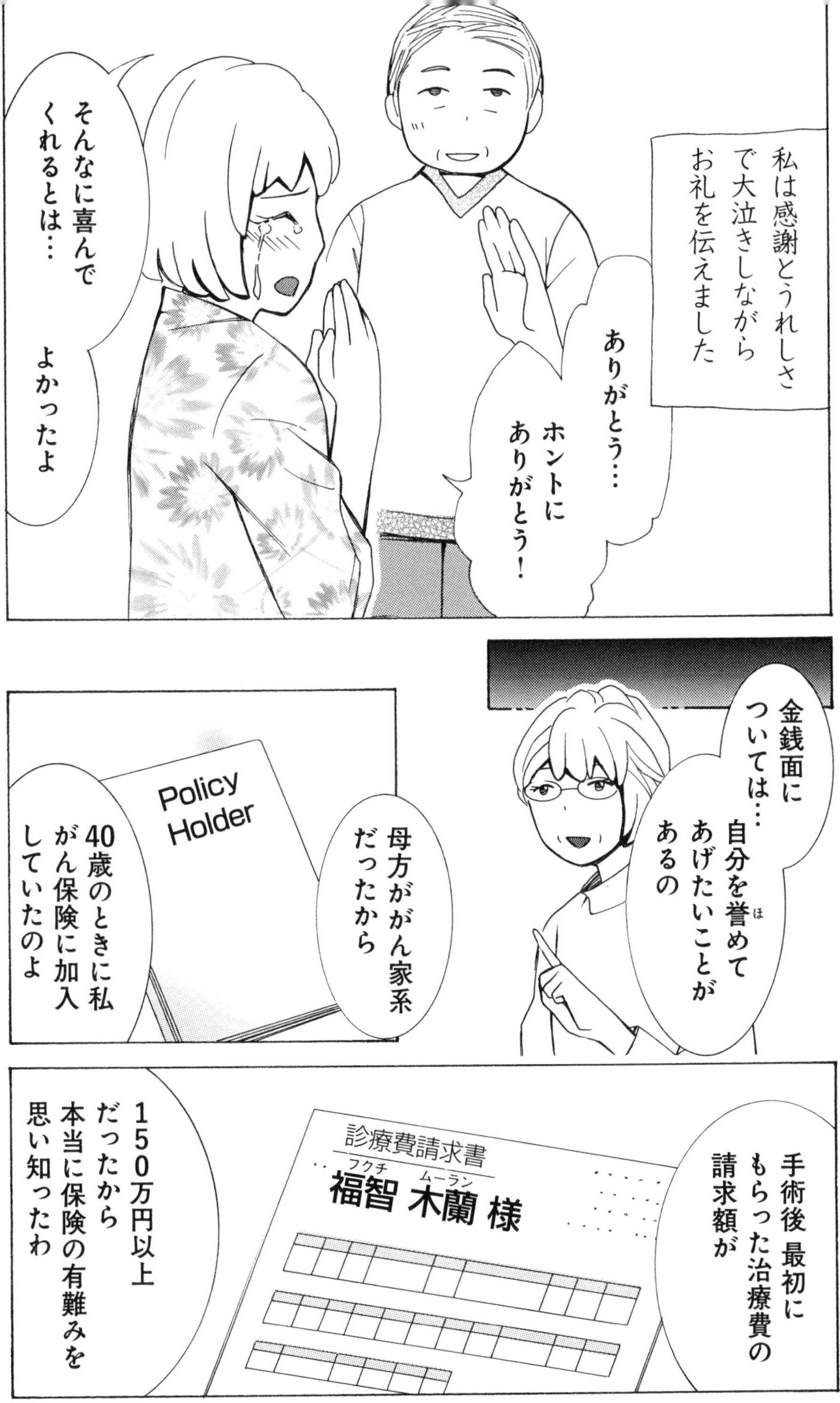
私は感謝とうれしさで大泣きしながらお礼を伝えました
ありがとう…
ホントにありがとう!
そんなに喜んでくれるとは…
よかったよ
金銭面については…
自分を誉《ほ》めてあげたいことがあるの
母方ががん家系だったから
Policy Holder
40歳のときに私がん保険に加入していたのよ
手術後 最初にもらった治療費の請求額が
診療費請求書
福智《フクチ》 木蘭《ムーラン》 様
150万円以上だったから本当に保険の有難みを思い知ったわ

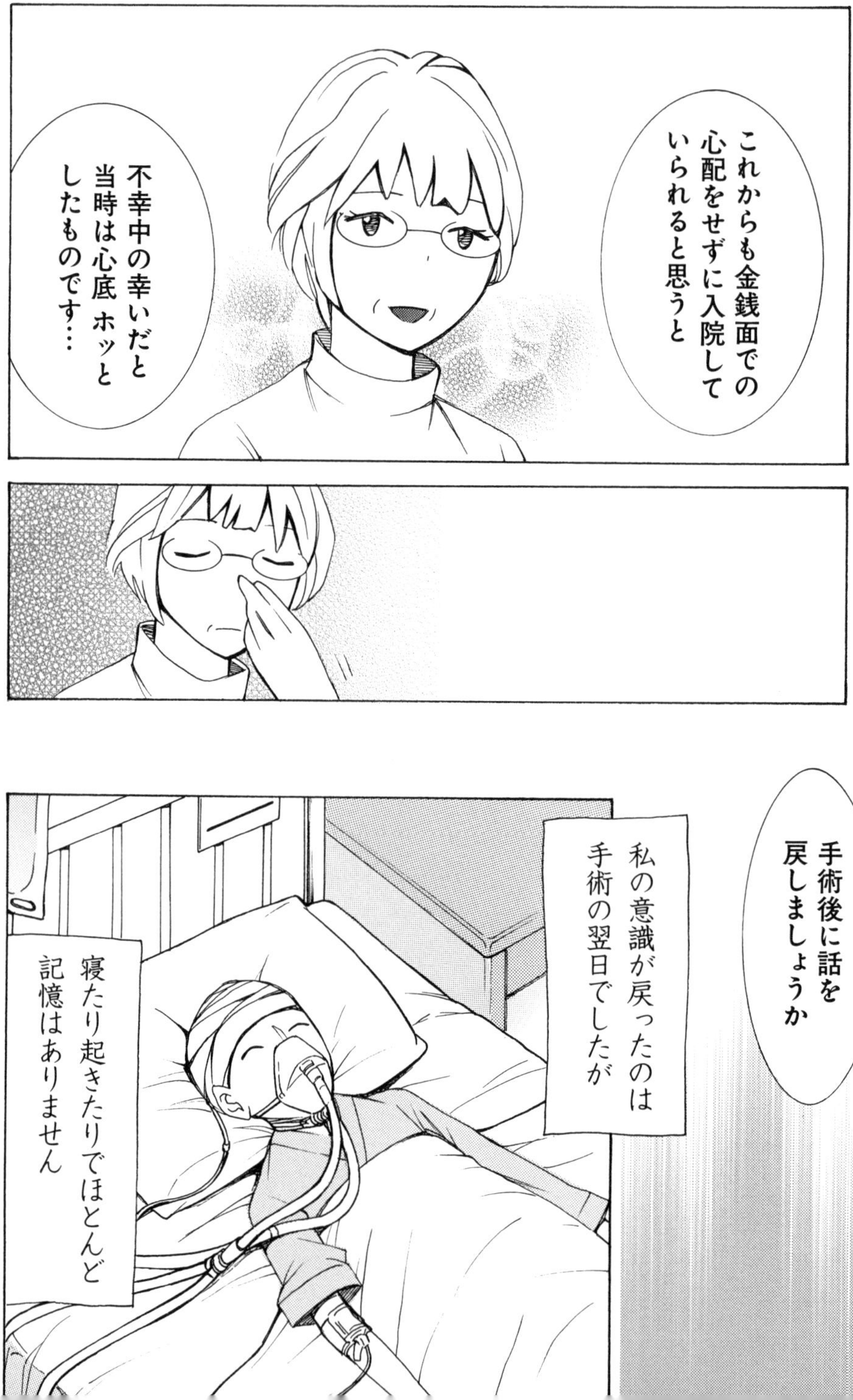
これからも金銭面での心配をせずに入院していられると思うと
不幸中の幸いだと当時は心底 ホッとしたものです…
手術後に話を戻しましょうか
私の意識が戻ったのは手術の翌日でしたが
寝たり起きたりでほとんど記憶はありません

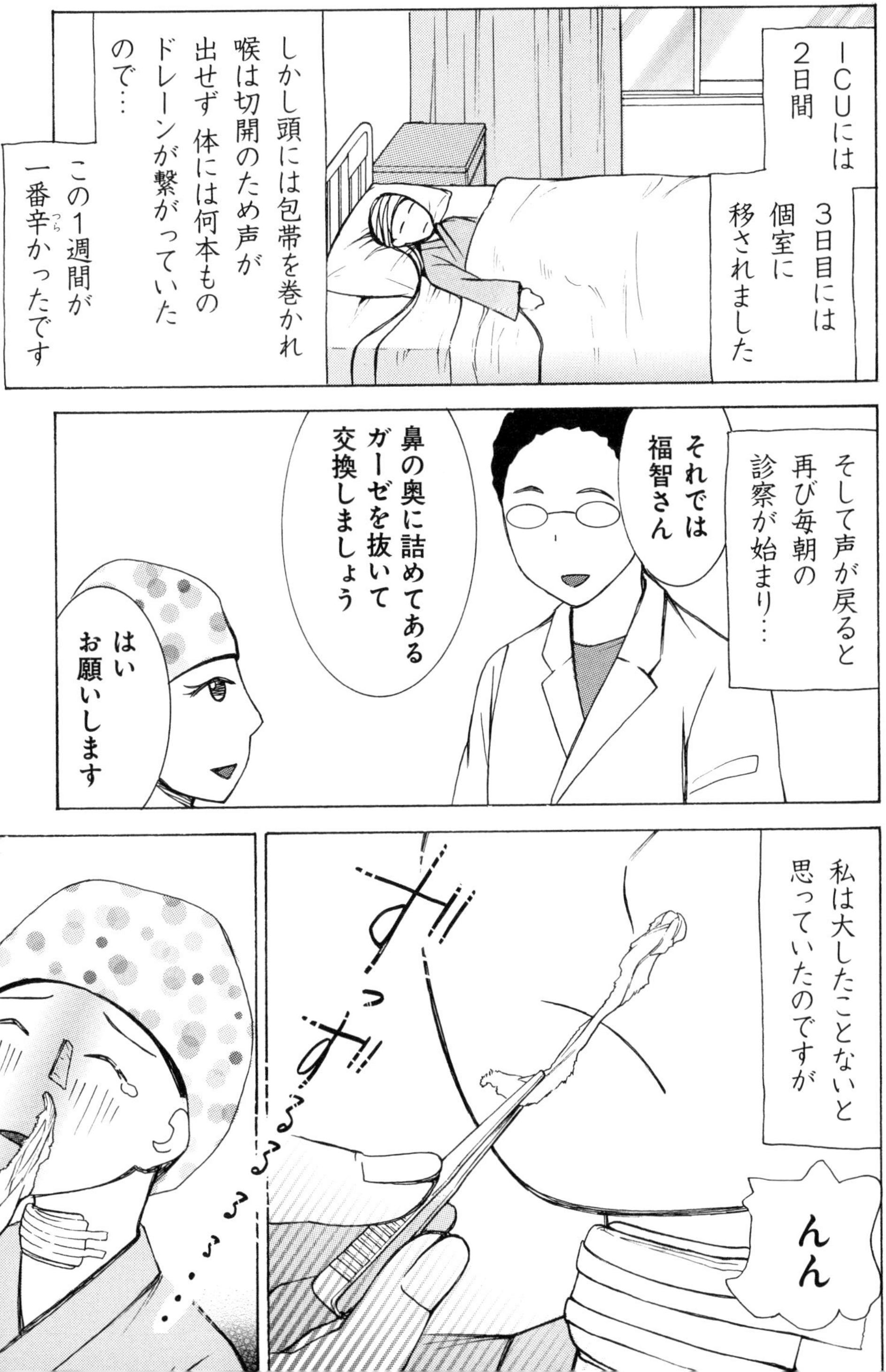
ICUには2日間
3日目には個室に移されました
しかし頭には包帯を巻かれ喉は切開のため声が出せず 体には何本ものドレーンが繋がっていたので…
この1週間が一番辛《つら》かったです
そして声が戻ると再び毎朝の診察が始まり…
それでは福智さん
鼻の奥に詰めてあるガーゼを抜いて交換しましょう
はい お願いします
私は大したことないと思っていたのですが
ずっずるるるる…
んん

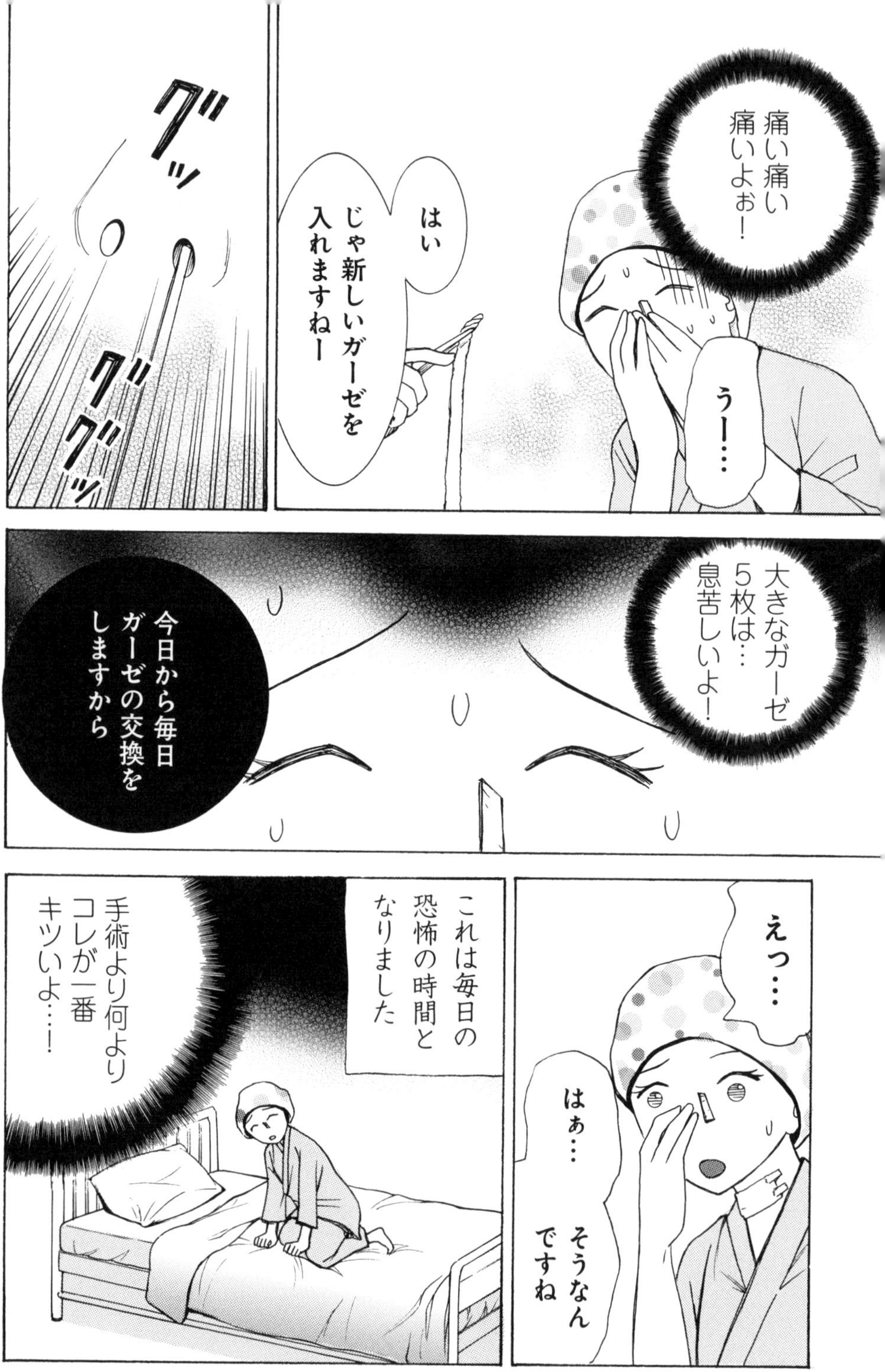
痛い痛い痛いよぉ！
うー…
はい
じゃ新しいガーゼを入れますねー
グッ
グググッ
大きなガーゼ5枚は…息苦しいよ！
今日から毎日ガーゼの交換をしますから
えっ…
はぁ…
そうなんですね
これは毎日の恐怖の時間となりました
手術より何よりコレが一番キツいよ…！

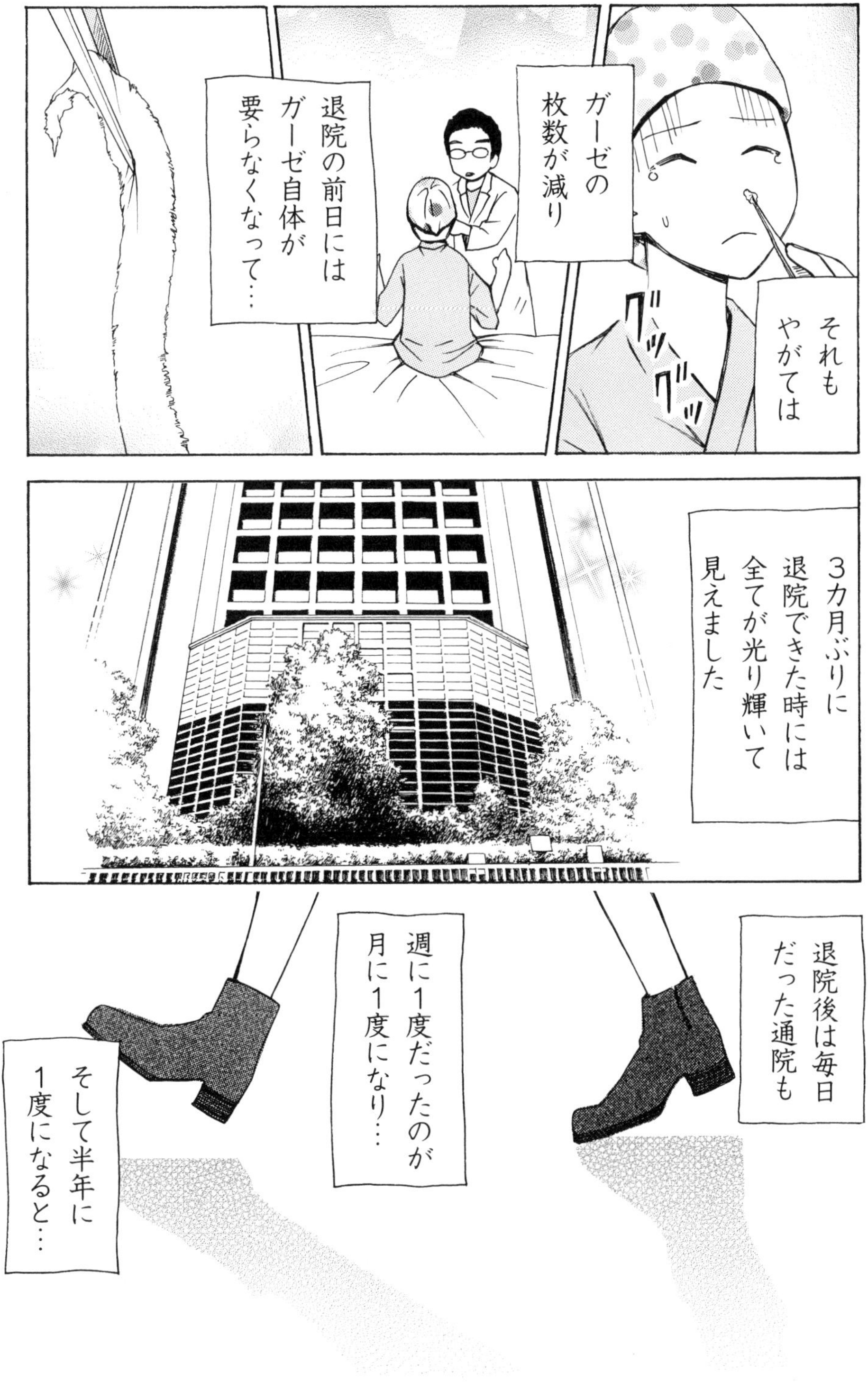
それもやがては
グッグッ
ガーゼの枚数が減り
退院の前日にはガーゼ自体が要らなくなって…
3カ月ぶりに退院できた時には全てが光り輝いて見えました
退院後は毎日だった通院も
週に1度だったのが月に1度になり…
そして半年に1度になると…

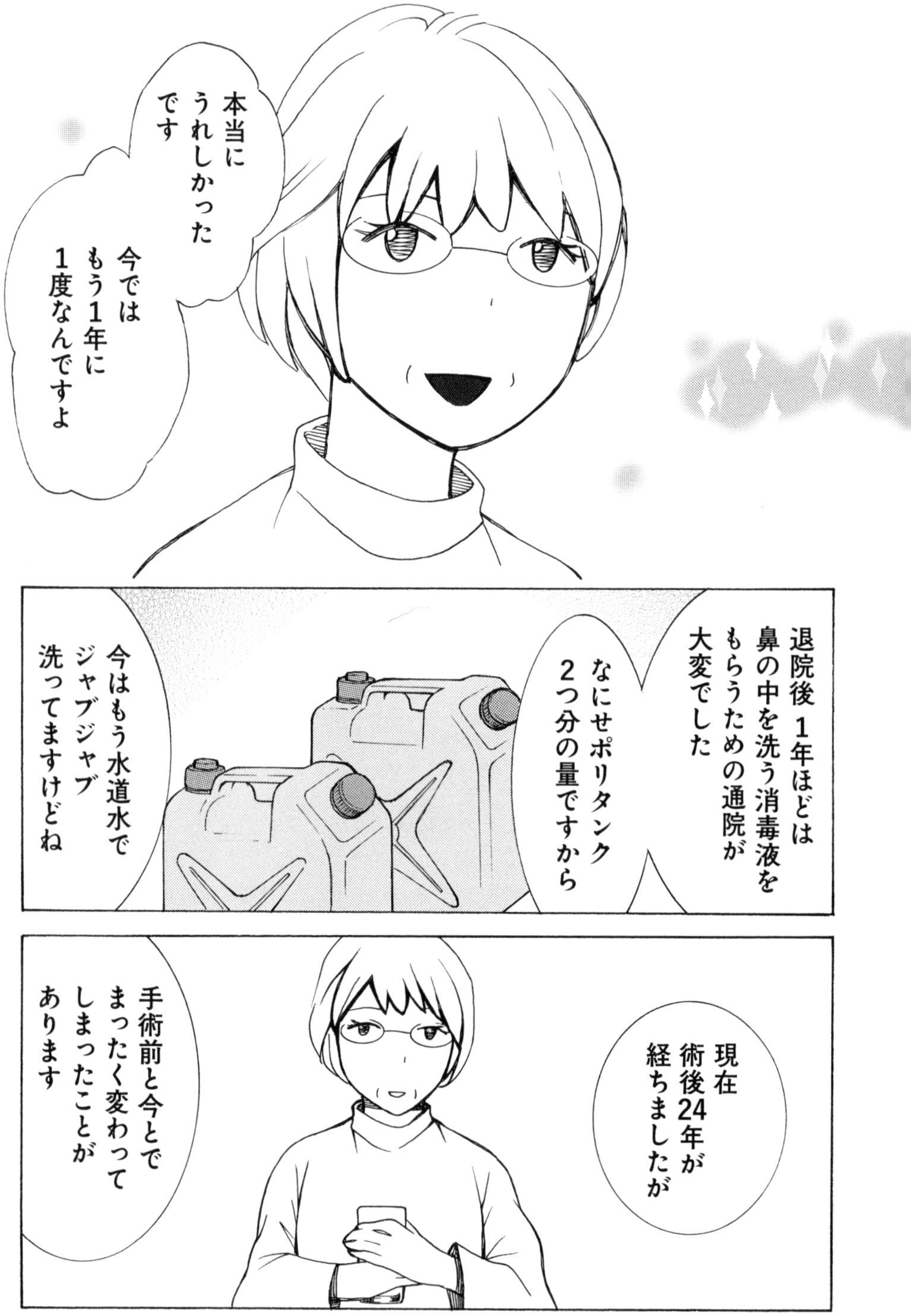
本当にうれしかったです
今ではもう1年に1度なんですよ
退院後 1年ほどは鼻の中を洗う消毒液をもらうための通院が大変でした
なにせポリタンク2つ分の量ですから
今はもう水道水でジャブジャブ洗ってますけどね
現在術後24年が経ちましたが
手術前と今とでまったく変わってしまったことがあります

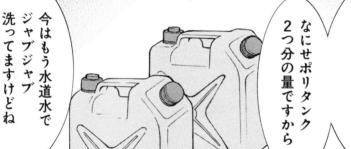

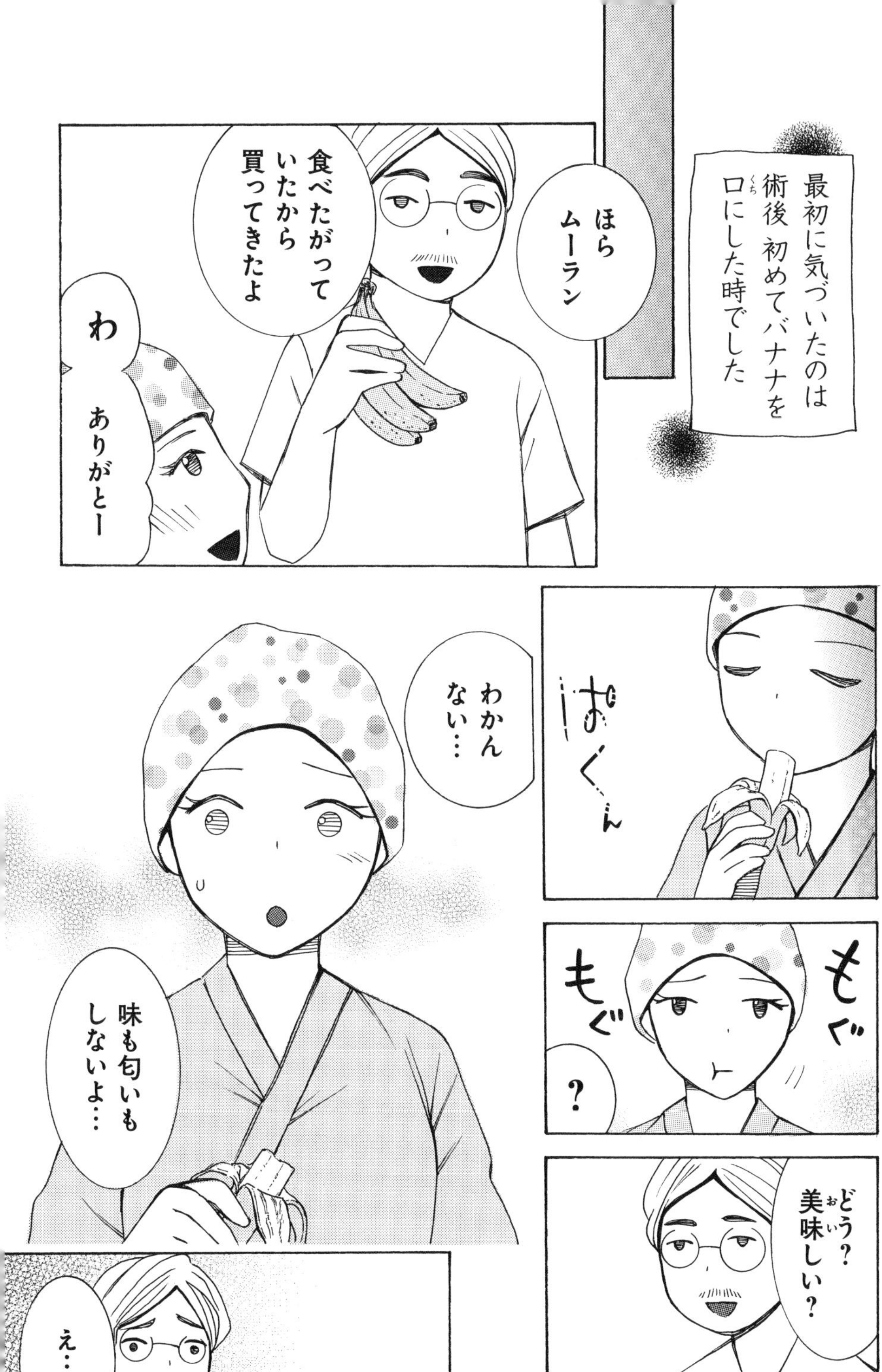
最初に気づいたのは
術後 初めてバナナを
口《くち》にした時でした
ほら
ムーラン
食べたがっていたから買ってきたよ
わ
ありがとー
ぱくん
もぐ
もぐ
？
どう？美味《おい》しい？
わかんない…
味も匂いもしないよ…
え…

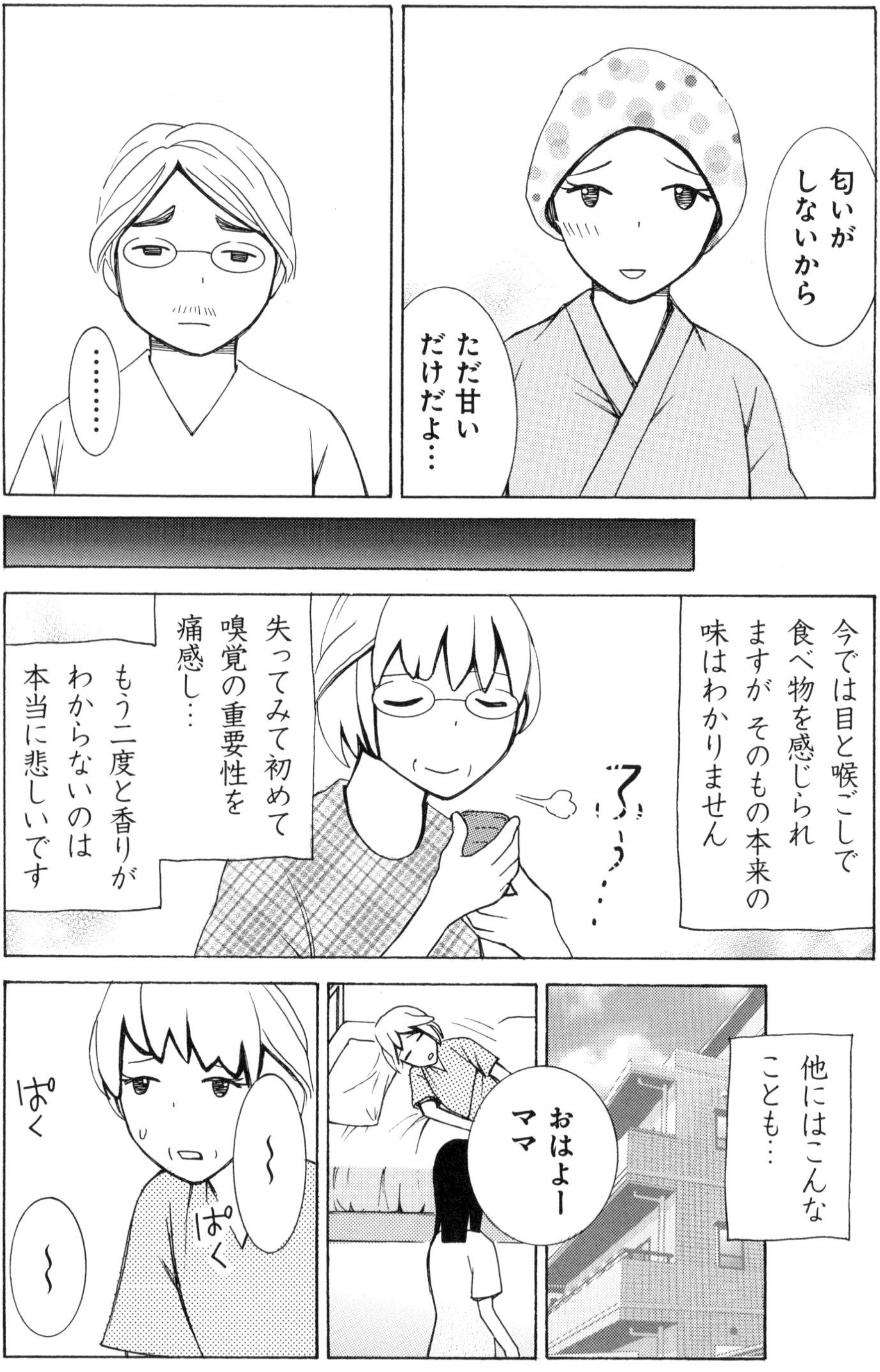
匂いがしないから
ただ甘いだけだよ…
………
今では目と喉ごしで食べ物を感じられますが そのもの本来の味はわかりません
ふぅ…
失ってみて初めて嗅覚の重要性を痛感し…
もう二度と香りがわからないのは本当に悲しいです
他にはこんなことも…
おはよーママ
ぱく
ぱく
〜
〜

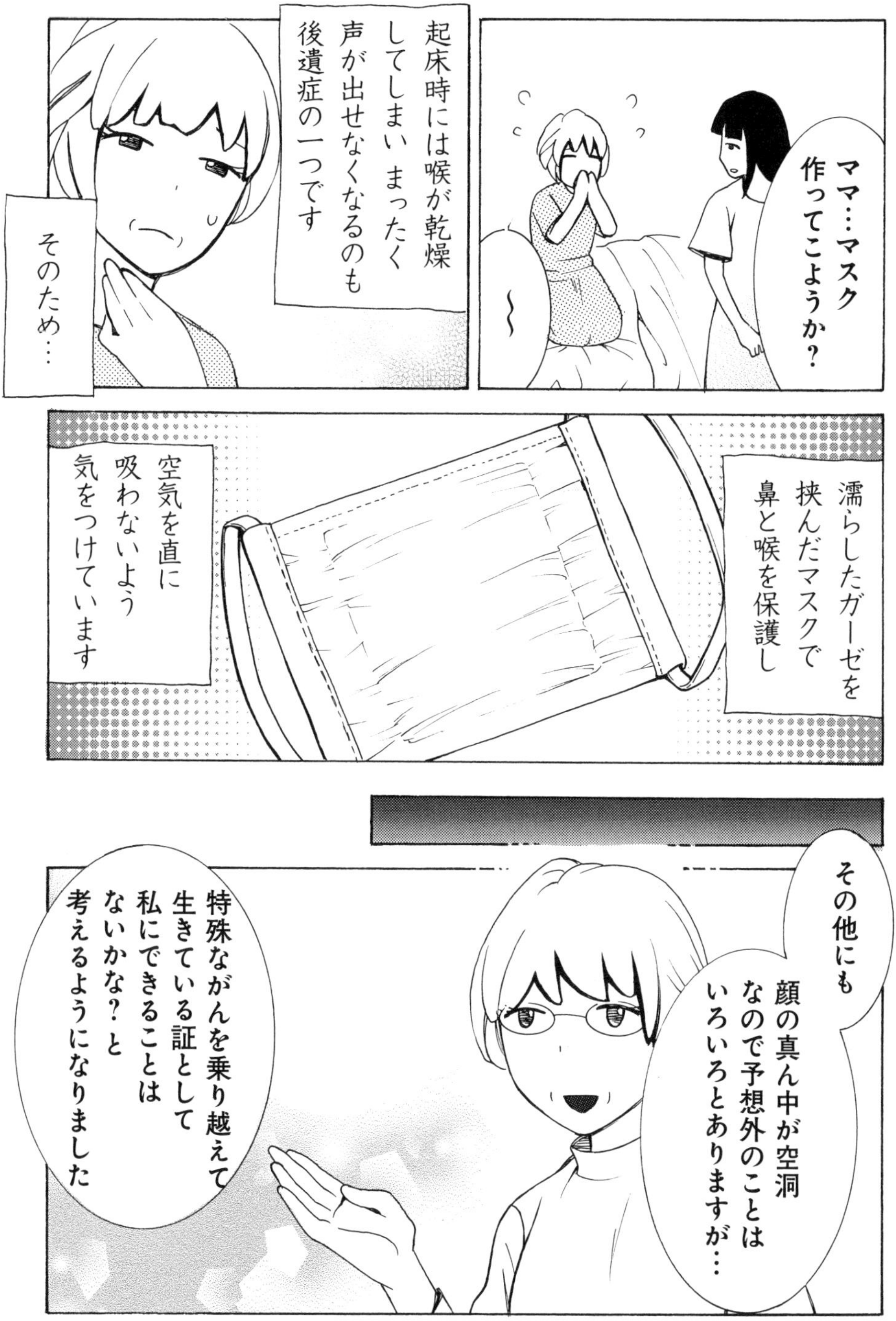
ママ…マスク作ってこようか?
起床時には喉が乾燥してしまい まったく声が出せなくなるのも後遺症の一つです
そのため…
濡らしたガーゼを挟んだマスクで鼻と喉を保護し
空気を直に吸わないよう気をつけています
その他にも
顔の真ん中が空洞なので予想外のことはいろいろとありますが…
特殊ながんを乗り越えて生きている証として私にできることはないかな?と考えるようになりました

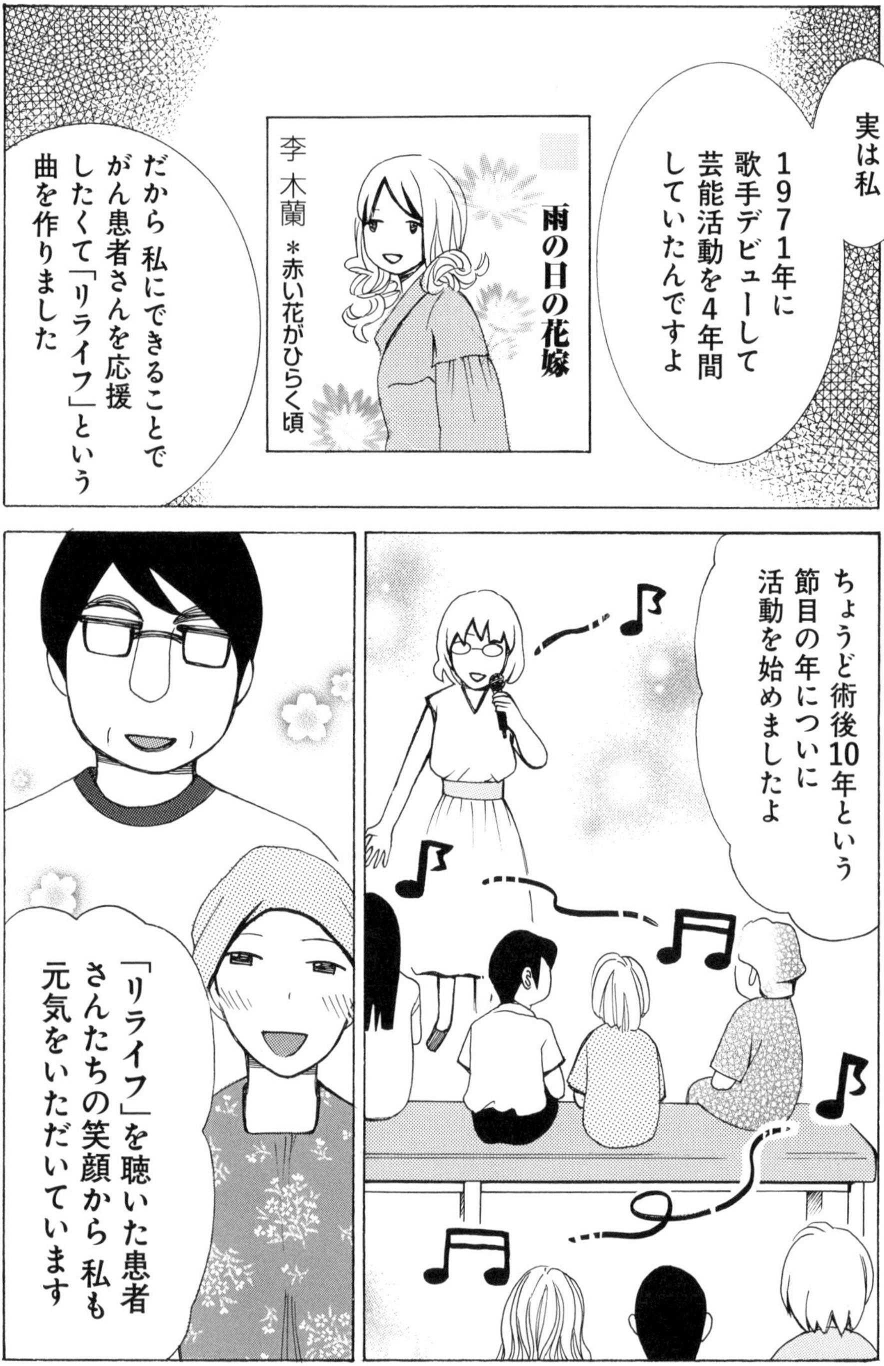
実は私
1971年に
歌手デビューして
芸能活動を4年間
していたんですよ
雨の日の花嫁
李 木蘭 ＊赤い花がひらく頃
だから私にできることで
がん患者さんを応援
したくて「リライフ」という
曲を作りました
ちょうど術後10年という
節目の年についに
活動を始めましたよ
「リライフ」を聴いた患者
さんたちの笑顔から私も
元気をいただいています

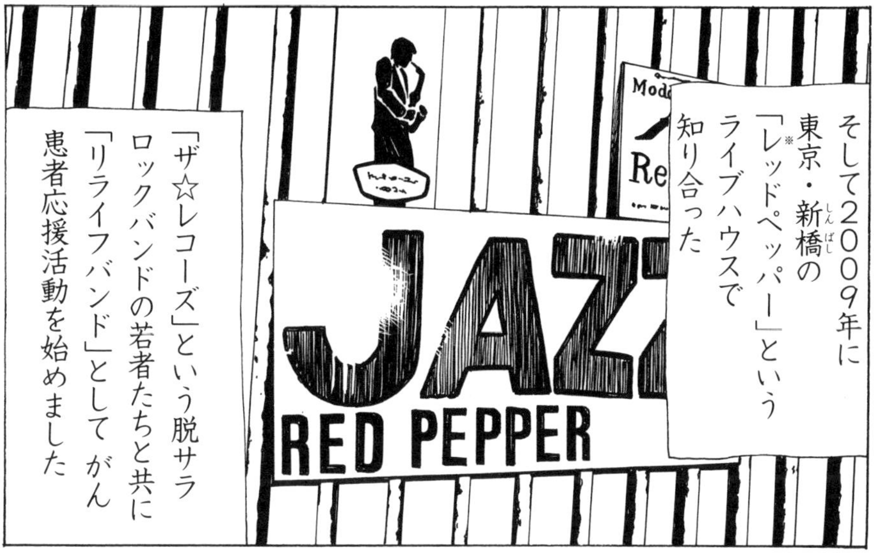
そして2009年に
東京・新橋《しんばし》の
「※レッドペッパー」という
ライブハウスで
知り合った
RED PEPPER
「ザ☆レコーズ」という脱サラ
ロックバンドの若者たちと共に
「リライフバンド」として がん
患者応援活動を始めました

※現在は閉店

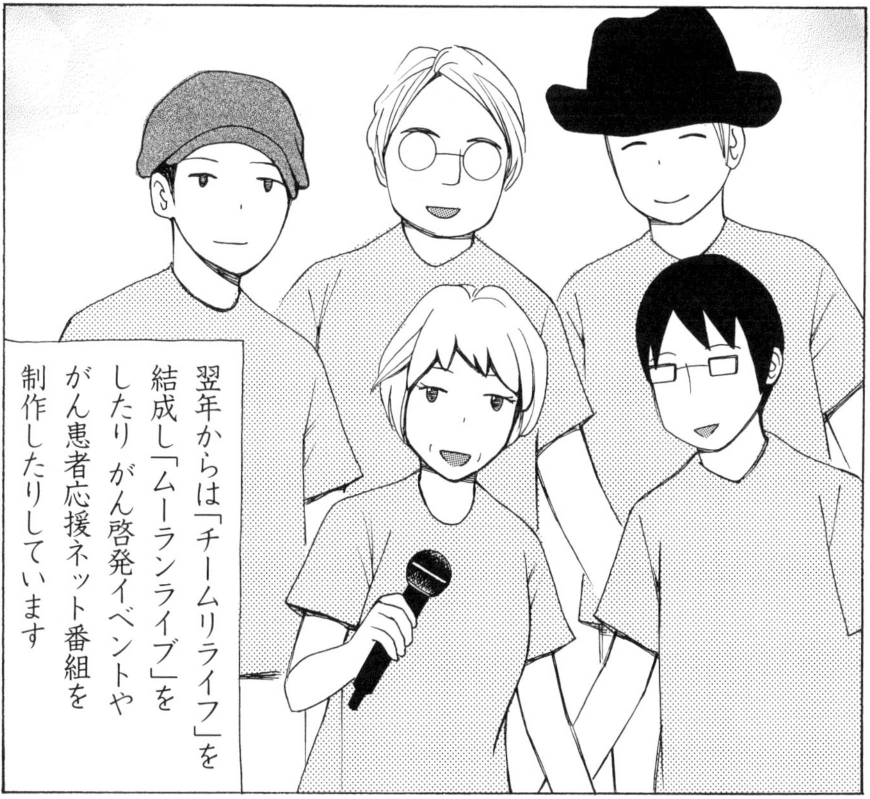
翌年からは「チームリライフ」を
結成し「ムーランライブ」を
したり がん啓発イベントや
がん患者応援ネット番組を
制作したりしています

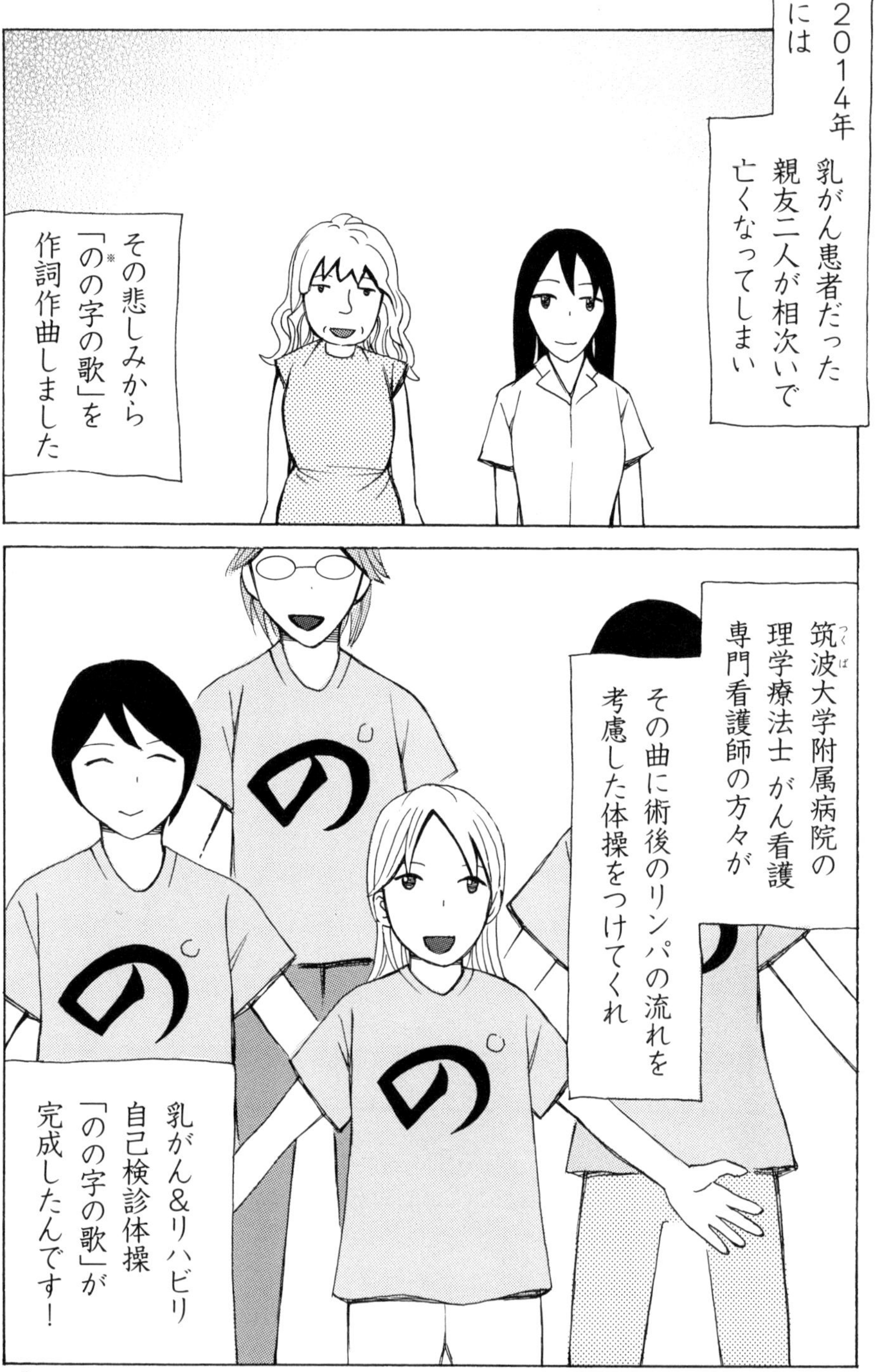
2014年には
乳がん患者だった親友二人が相次いで亡くなってしまい
その悲しみから「のの※字の歌」を作詞作曲しました
筑《つく》波《ば》大学附属病院の理学療法士 がん看護専門看護師の方々が
その曲に術後のリンパの流れを考慮した体操をつけてくれ
乳がん&リハビリ自己検診体操「のの字の歌」が完成したんです！

※「のの字の歌体操」は、2017年にNPO法人がん患者団体支援機構の活動の一環としてMDRT日本会の推薦をいただき、米国MDRTよりQOLG賞を受賞、助成金を授与されました。

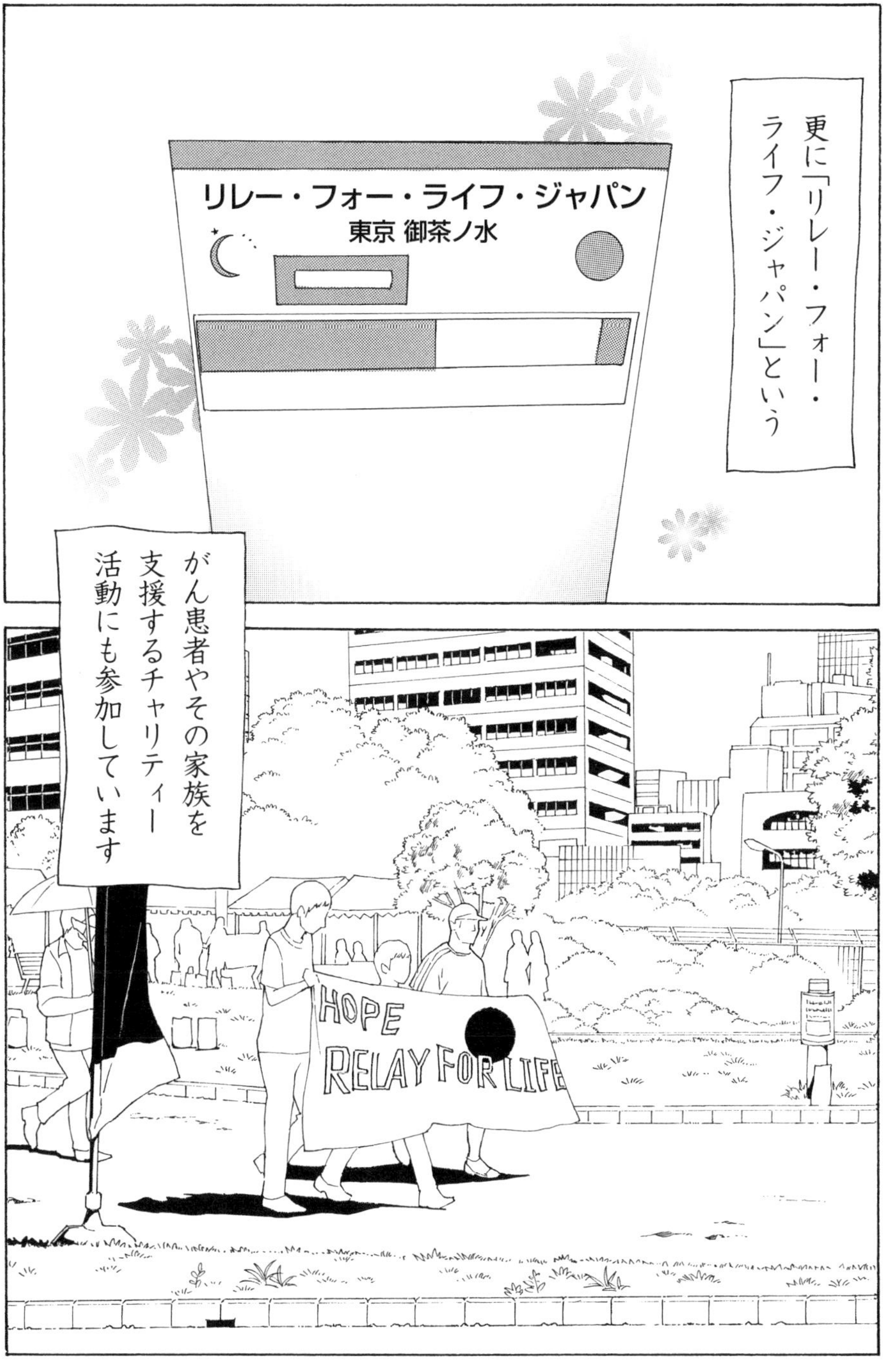
更に「リレー・フォー・ライフ・ジャパン」という
リレー・フォー・ライフ・ジャパン
東京 御茶ノ水
がん患者やその家族を支援するチャリティー活動にも参加しています
HOPE
RELAY FOR LIFE

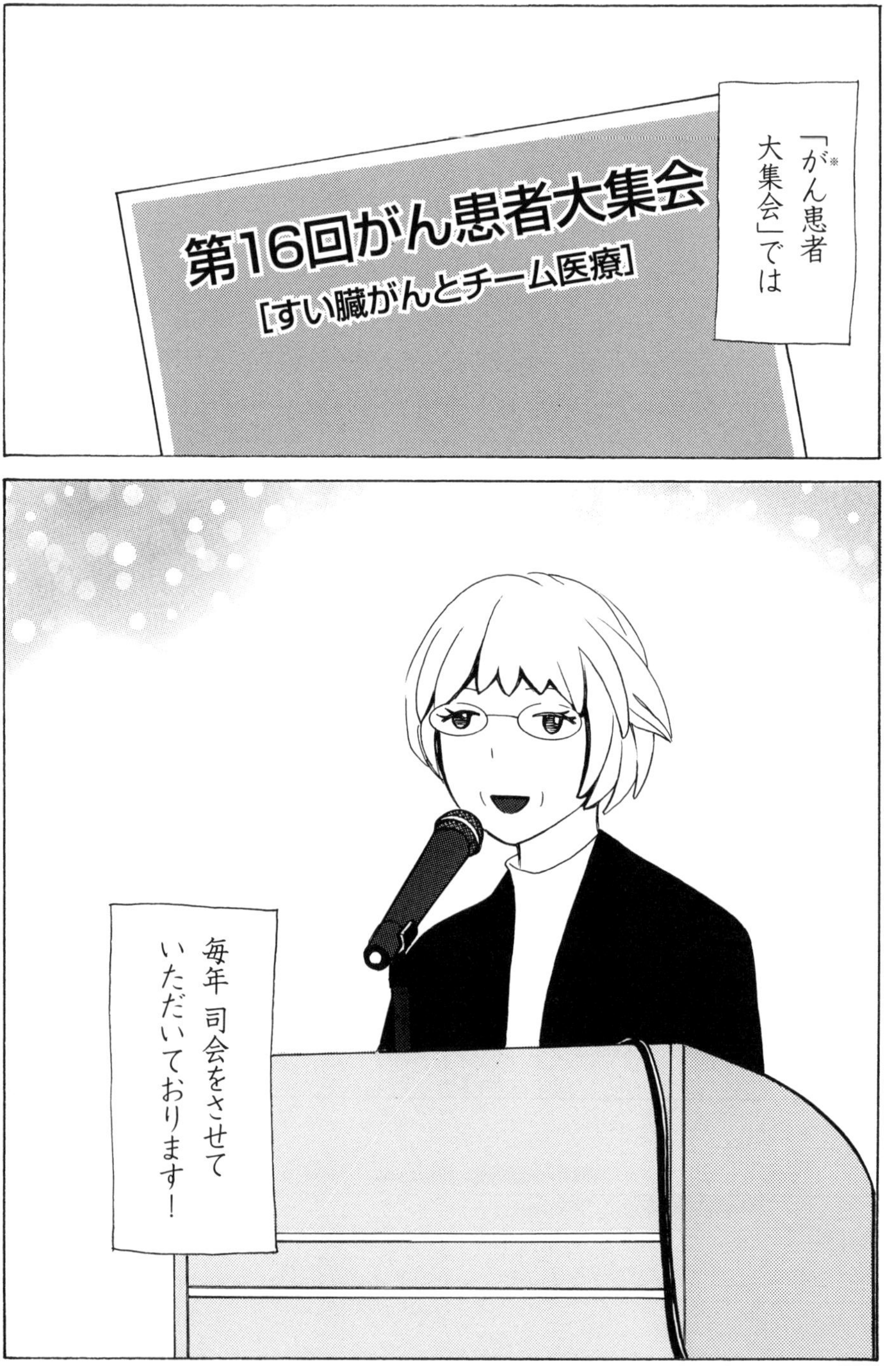
「がん※患者大集会」では
第16回がん患者大集会
[すい臓がんとチーム医療]
毎年 司会をさせていただいております！

※「がん患者大集会」は2005年からNPO法人がん患者団体支援機構が主催している。

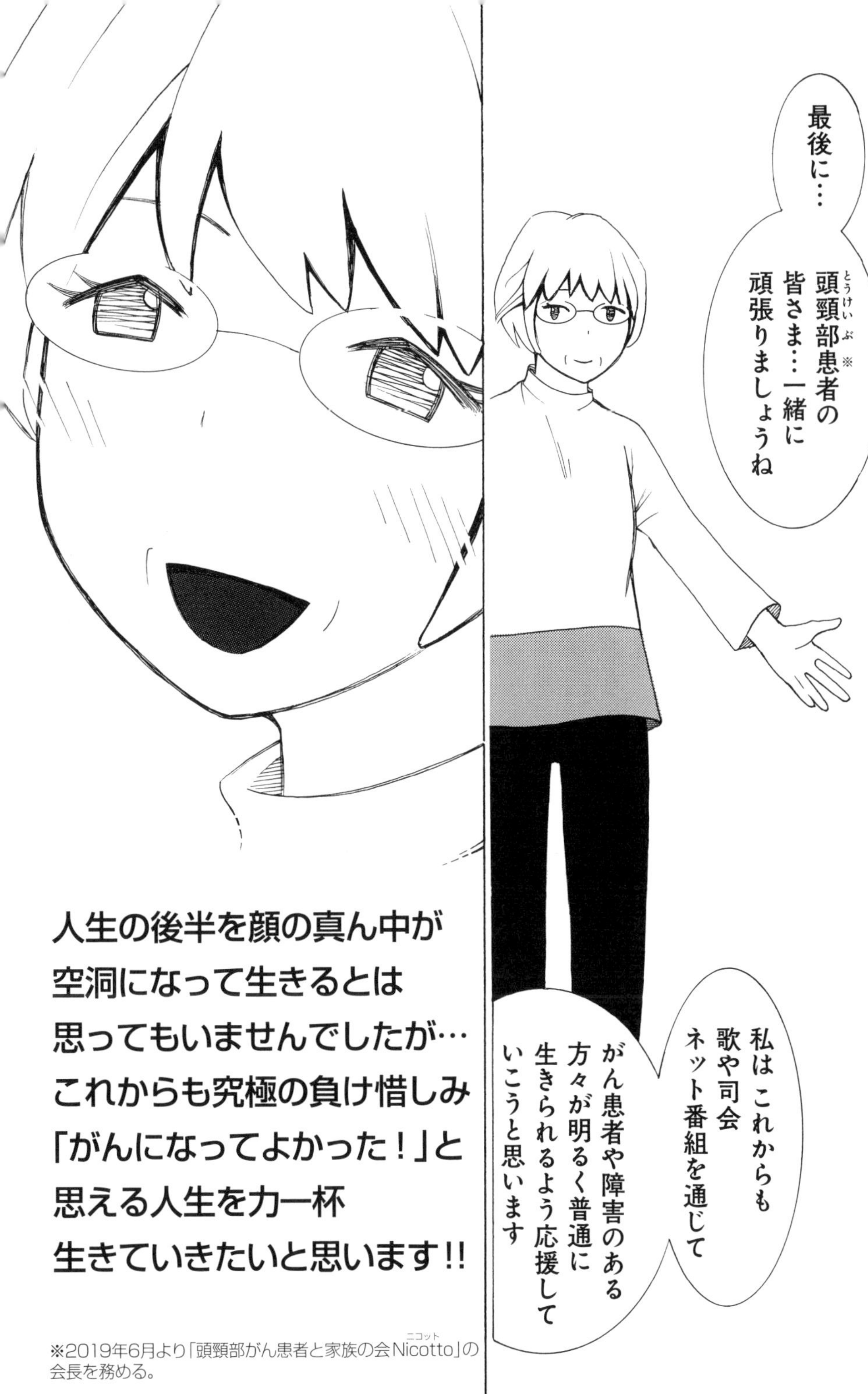
最後に…
頭頸部《とうけいぶ》患者※の皆さま…一緒に頑張りましょうね
私はこれからも歌や司会ネット番組を通じて
がん患者や障害のある方々が明るく普通に生きられるよう応援していこうと思います
人生の後半を顔の真ん中が空洞になって生きるとは思ってもいませんでしたが…これからも究極の負け惜しみ「がんになってよかった！」と思える人生を力一杯生きていきたいと思います!!

※2019年6月より「頭頸部がん患者と家族の会Nicotto《ニコット》」の会長を務める。

生きることを思いきり楽しむ

――大石治恵さん

たとえ病気になっても、自分の人生を謳歌してよいのです。悪いことをしたわけでもないのに、遠慮がちに隠れて生きる必要はないと思います。他の人に迷惑をかけなければ、好きなことをしたり、好きな人と会ったり、好きな場所に行ったりするのは自由です。どんな状況になっても、自分の人生を楽しむことができる人は素敵だなと思います。

今回ご紹介する方々の中で、一番そんな生き方をされているなと思うのが、大石さんです。同年代のがん患者仲間として知り合いましたが、自分にとても正直で、いい意味で少々型破りな方でした。

みなさんは「AYA《あや》世代」という言葉を聞いたことがあるでしょうか。

AYAとは、「Adolescent and Young Adult（思春期や若年成人）」の略で、一般

的に15歳から39歳ぐらいまでの年齢層の患者さんを指します。大石さんと私は、この年代でがんを経験したため、結婚や恋愛、子どものことや仕事のことなど、年配の方とは少し違う、その年代特有の多くの問題に向き合わなければなりませんでした。特に、大石さんのような女性特有の病気の場合、その悩みやつらさを他の人にはなかなか話せないという方も多いのではないかと思います。

大石さんは、２００７年に芦屋で行われたＲＦＬに実行委員として参加されていました。とても暑い日だったので、途中で熱中症にかかって倒れてしまったのですが、最後には復活して、みんなで一緒にゴールした姿が懐かしく思い出されます。

生きることを思いきり楽しんでいる、情の深い、ユニークな大石さんには驚かされっぱなしでした。病気を経験され、離婚して、その後、また再婚されて……。本当に自由な方です。

すごく情熱的で頑張り屋さんで、ＲＦＬの活動にも強い想いを持って参加していました。ご自身も大変な経験をしているので、がん患者さんのためになる活動には、とても力を入れていたのだと思います。

病気を経験しても自分らしさを失うことなく、自由に生きている彼女を見ていると、私自身も元気をもらえます。彼女はきっと、自分らしくいられる場所をちゃんと見つけて、彼女らしく生きることを大切にしているのだと思います。

「AYA世代」に関しては、最近ではメディアなどで取り上げられることも増えてきていますが、若い患者さんたちへの理解や支援も、さらに広がっていってほしいと思っています。

大《おお》石《いし》治《はる》恵《え》さん（52歳）

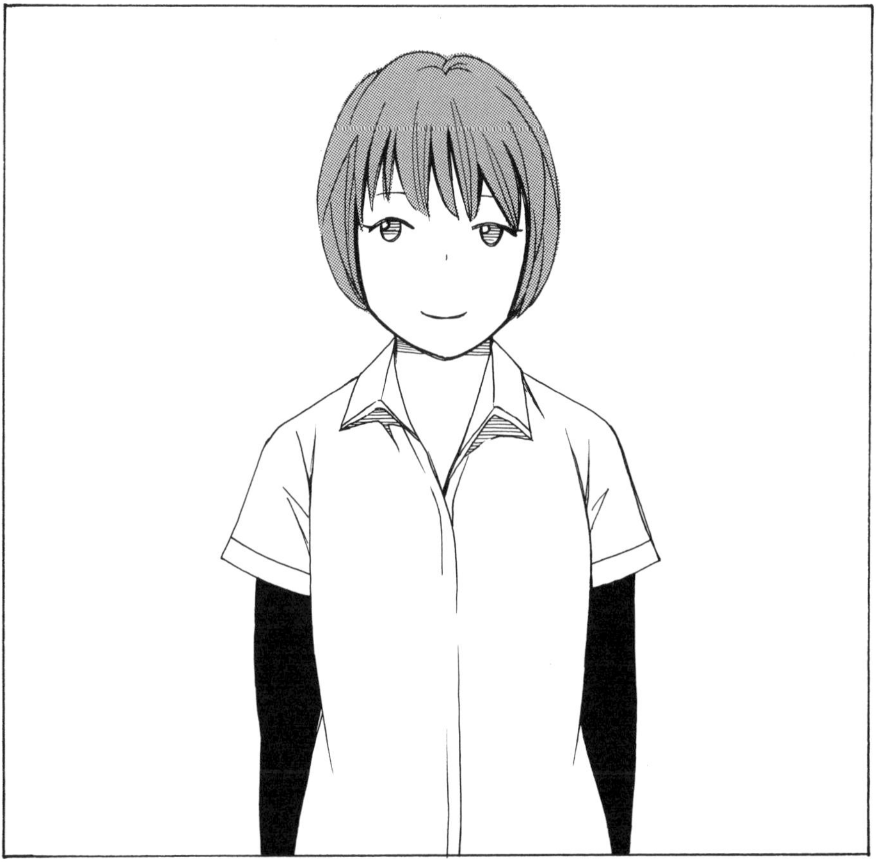

子《し》宮《きゅう》頸《けい》がん・直腸がんサバイバー

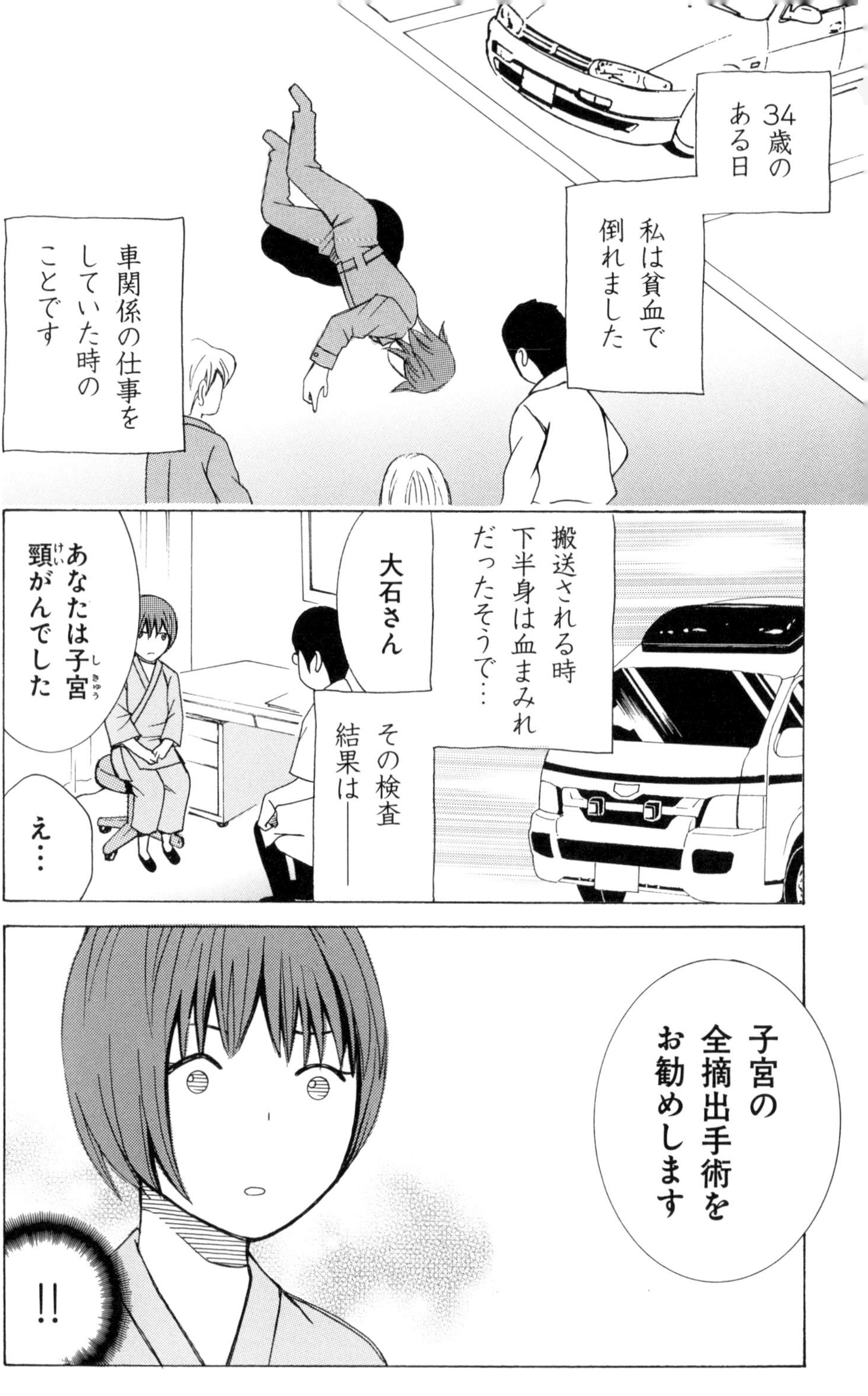
34歳のある日
私は貧血で倒れました
車関係の仕事をしていた時のことです
搬送される時下半身は血まみれだったそうで…
大石さん
その検査結果は——
あなたは子宮《しきゅう》頸《けい》がんでした
え…
子宮の全摘出手術をお勧めします
!!

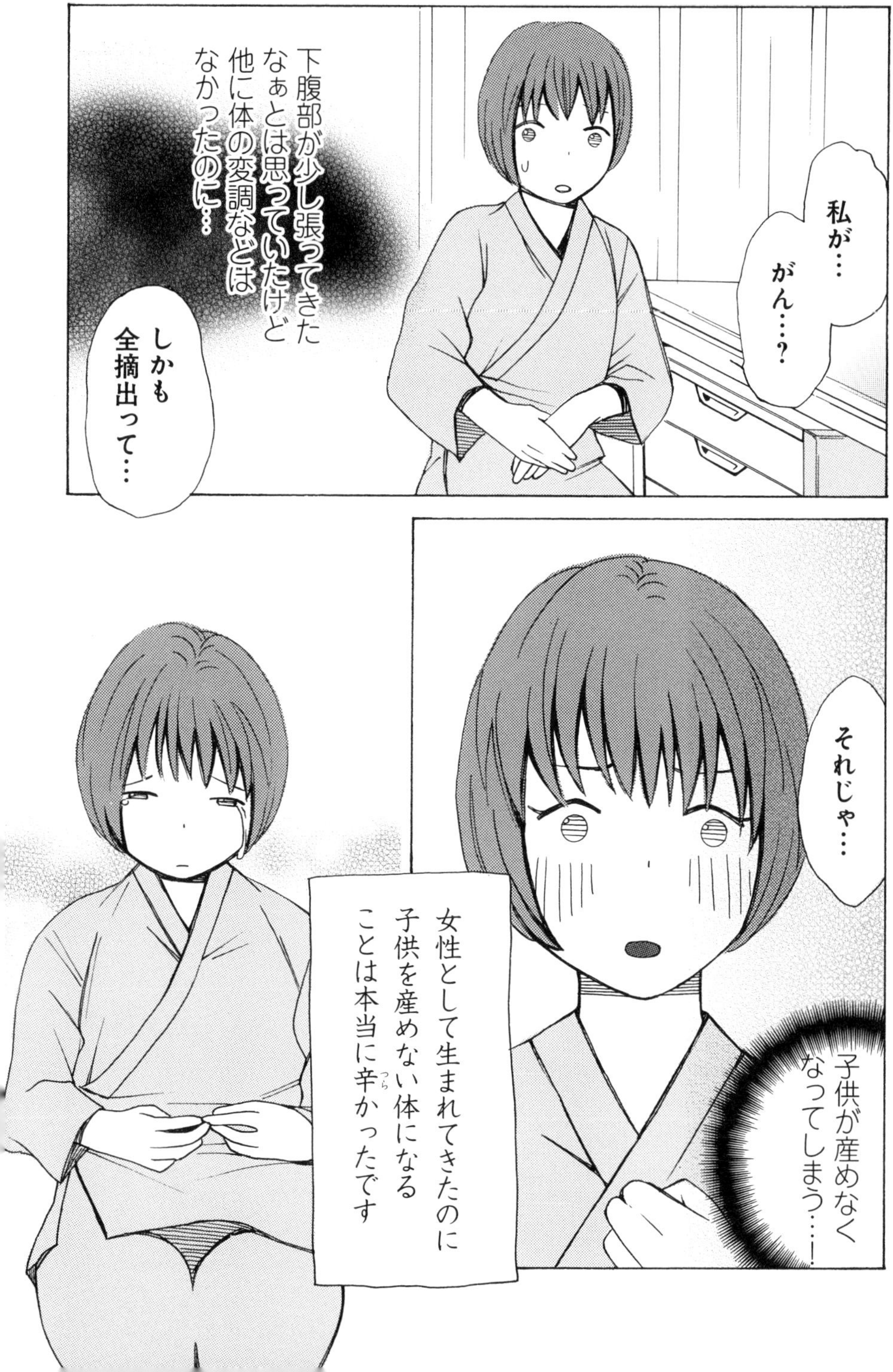
私が…
がん…？
下腹部が少し張ってきた
なぁとは思っていたけど
他に体の変調などは
なかったのに…
しかも
全摘出って…
それじゃ…
子供が産めなく
なってしまう…！
女性として生まれてきたのに
子供を産めない体になる
ことは本当に辛《つら》かったです

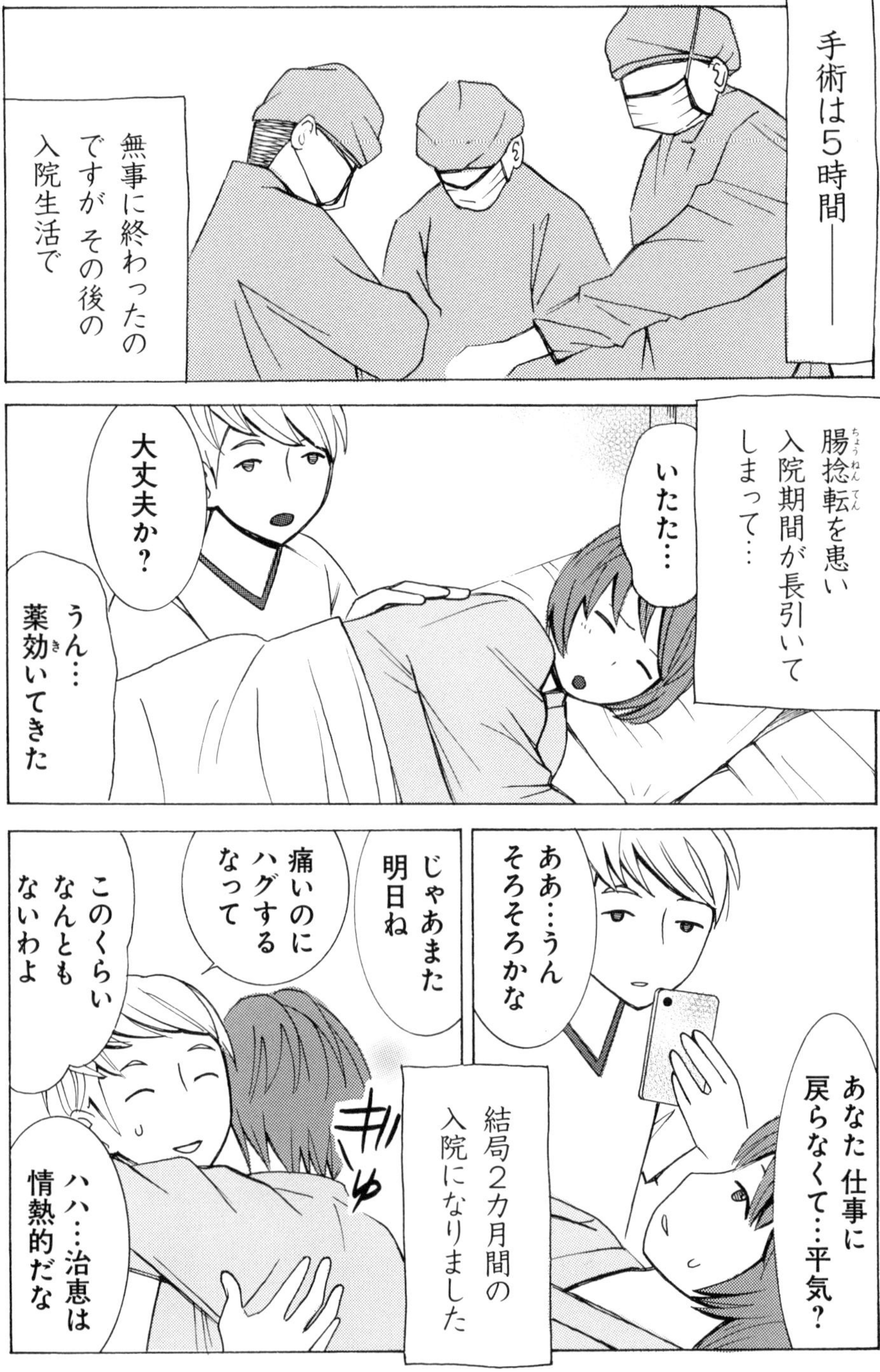
手術は5時間―――
無事に終わったのですが その後の入院生活で
腸《ちょう》捻《ねん》転《てん》を患い入院期間が長引いてしまって…
いたた…
大丈夫か？
うん…薬効《き》いてきた
あなた 仕事に戻らなくて…平気？
ああ…うん そろそろかな
じゃあまた明日ね
痛いのにハグするなって
このくらいなんともないわよ
ギュ
ハハ…治恵は情熱的だな
結局2カ月間の入院になりました

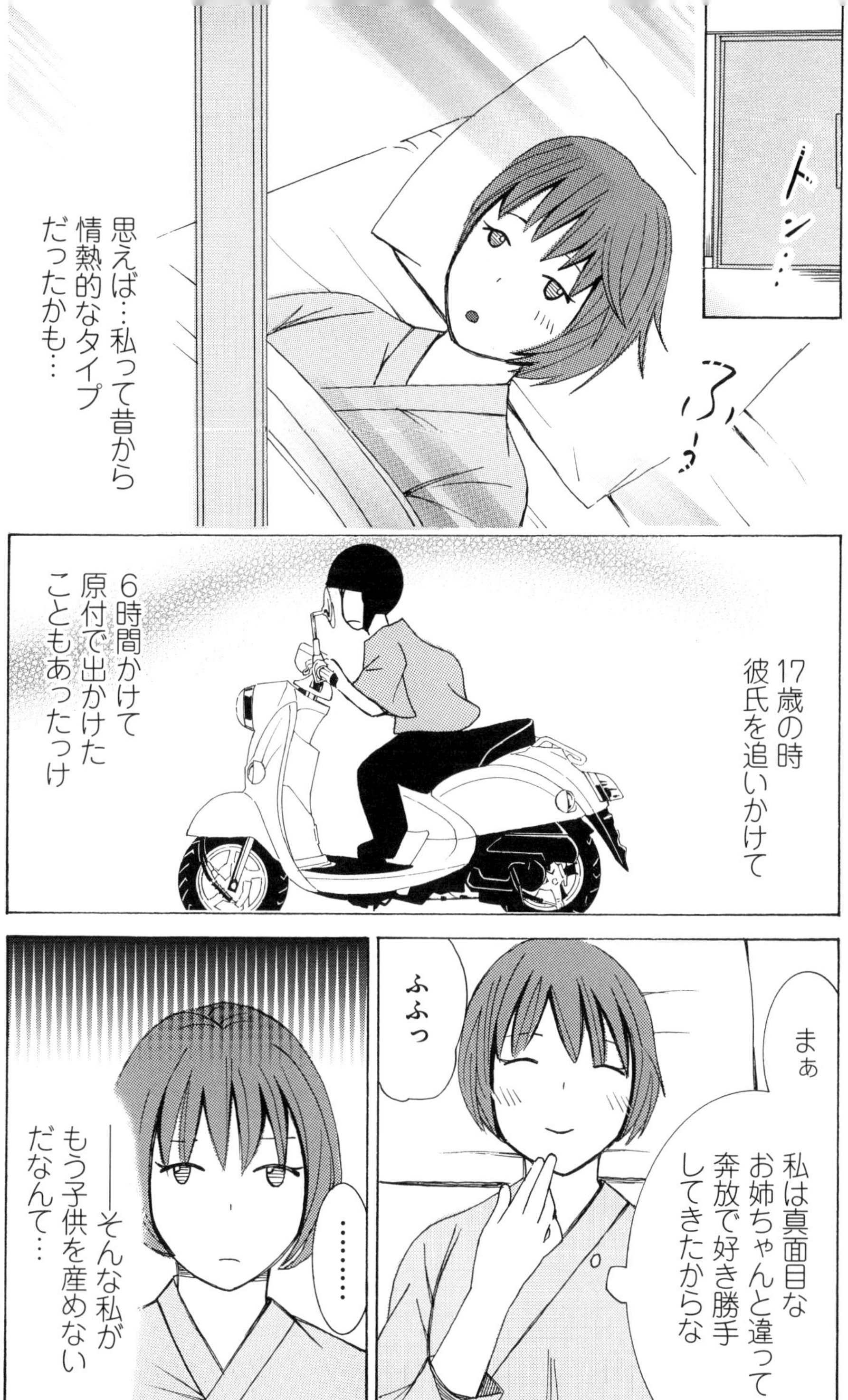
ドン…
ふーっ
思えば…私って昔から
情熱的なタイプ
だったかも…
17歳の時
彼氏を追いかけて
6時間かけて
原付で出かけた
こともあったっけ
まぁ
私は真面目な
お姉ちゃんと違って
奔放で好き勝手
してきたからな
ふふっ
………
──そんな私が
もう子供を産めない
だなんて…

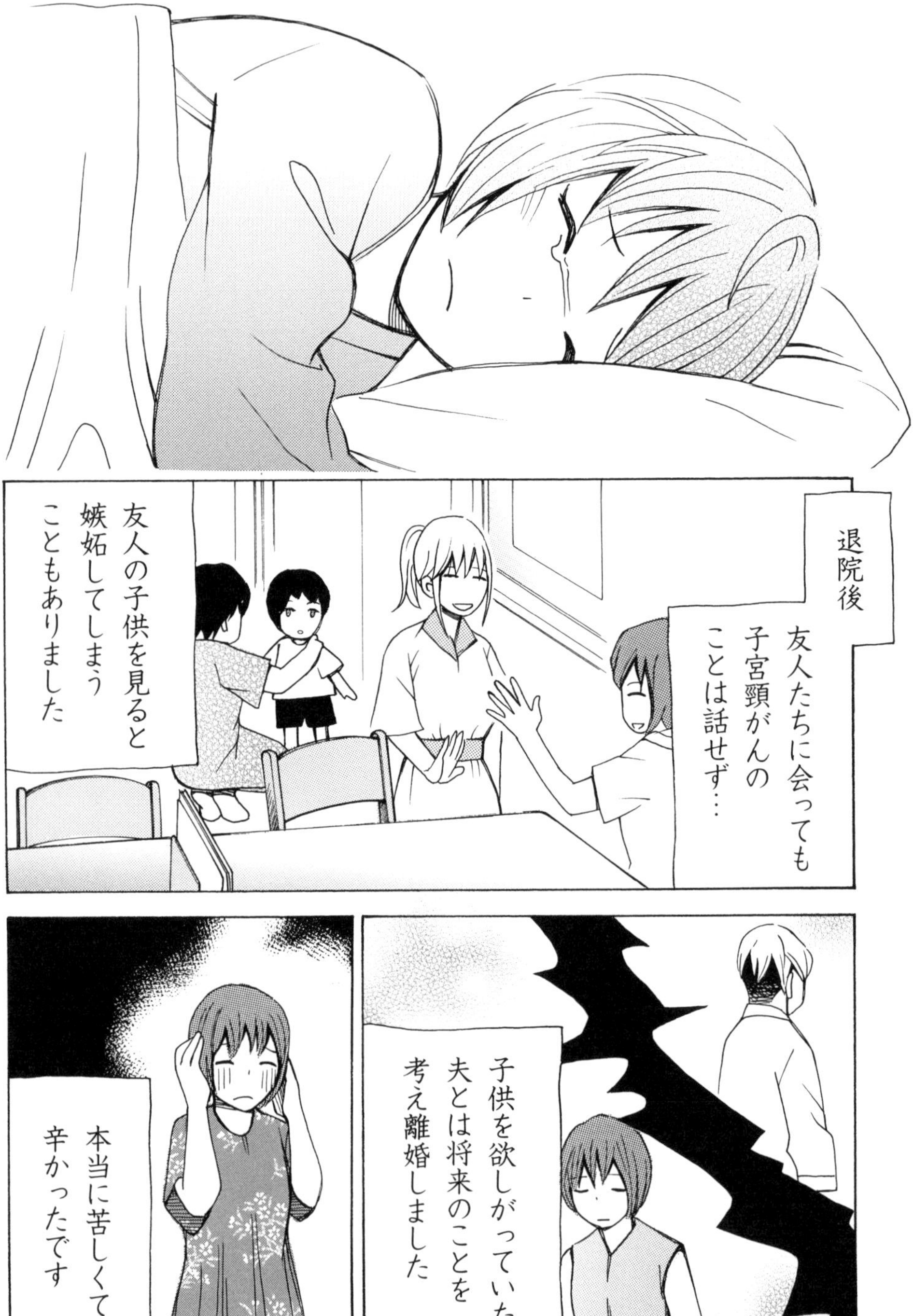
退院後
友人たちに会っても子宮頸がんのことは話せず…
友人の子供を見ると嫉妬してしまうこともありました
子供を欲しがっていた夫とは将来のことを考え離婚しました
本当に苦しくて辛かったです

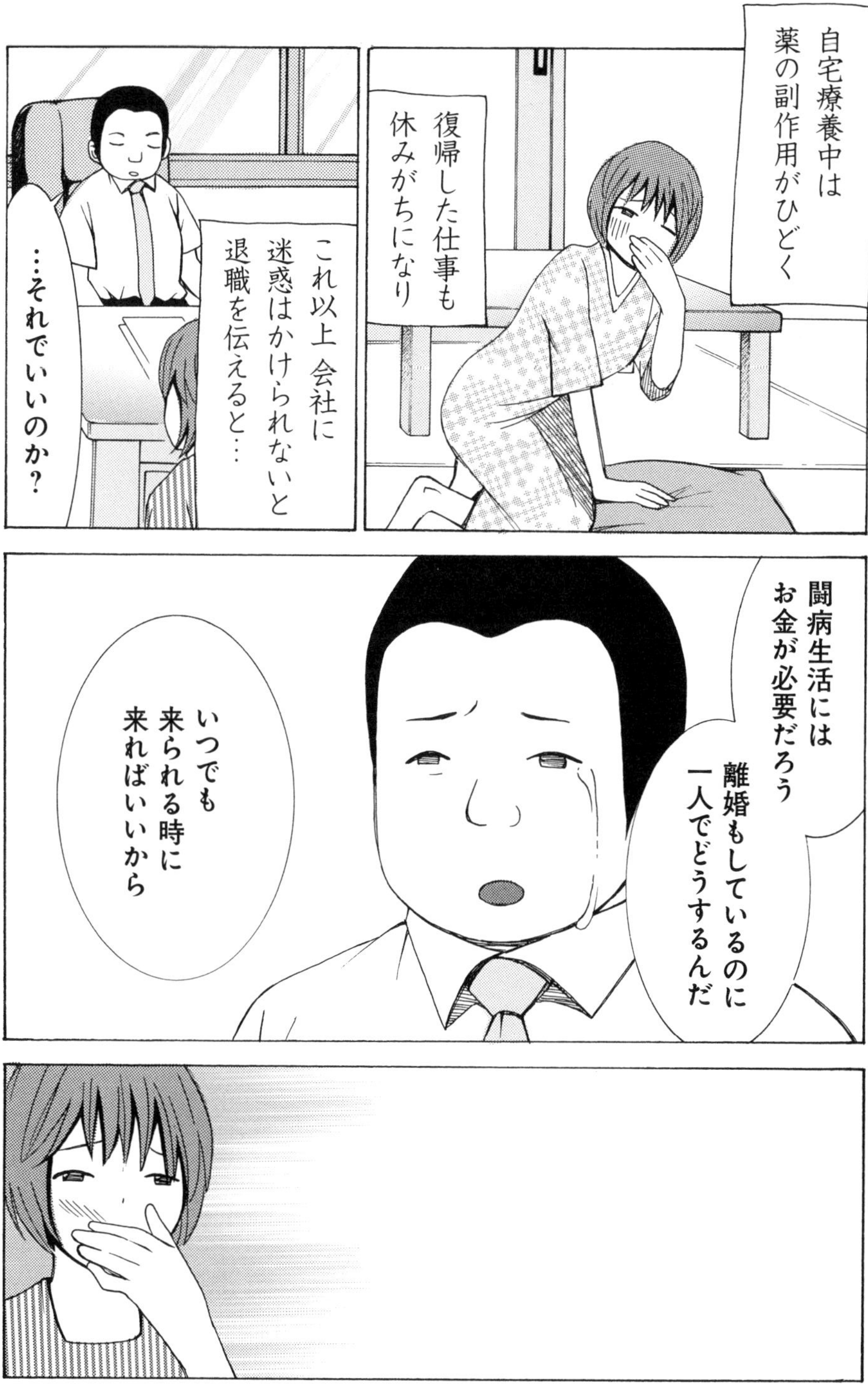
自宅療養中は
薬の副作用がひどく
復帰した仕事も
休みがちになり
これ以上 会社に
迷惑はかけられないと
退職を伝えると…
…それでいいのか？
闘病生活には
お金が必要だろう
離婚もしているのに
一人でどうするんだ
いつでも
来られる時に
来ればいいから

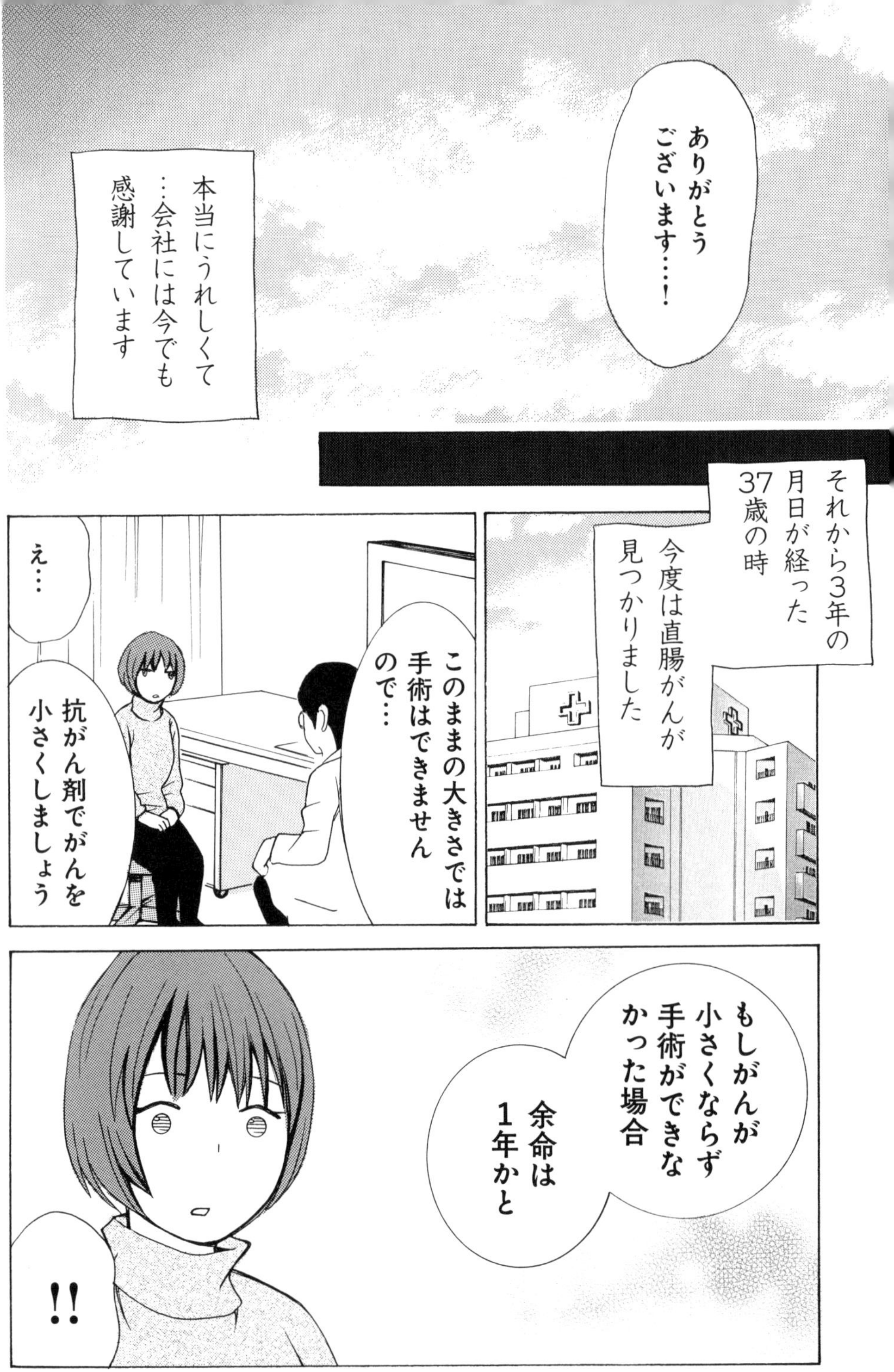

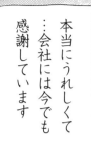

ありがとうございます…!
本当にうれしくて…会社には今でも感謝しています
それから3年の月日が経った37歳の時
今度は直腸がんが見つかりました
このままの大きさでは手術はできませんので…
え…
抗がん剤でがんを小さくしましょう
もしがんが小さくならず手術ができなかった場合
余命は1年かと
!!

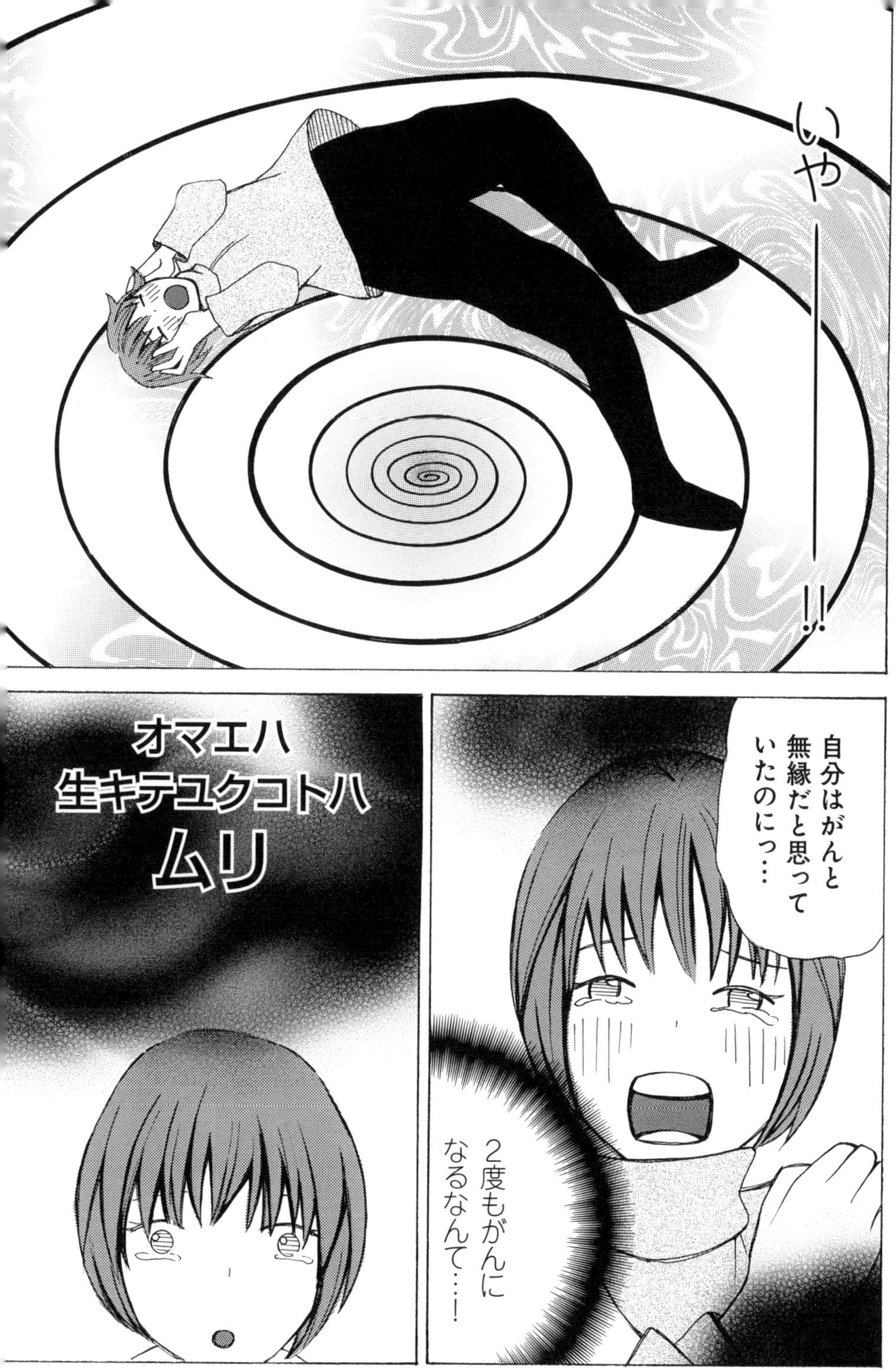
いやーーー!!
自分はがんと無縁だと思っていたのにっ…
2度もがんになるなんて…!
オマエハ生キテユクコトハムリ

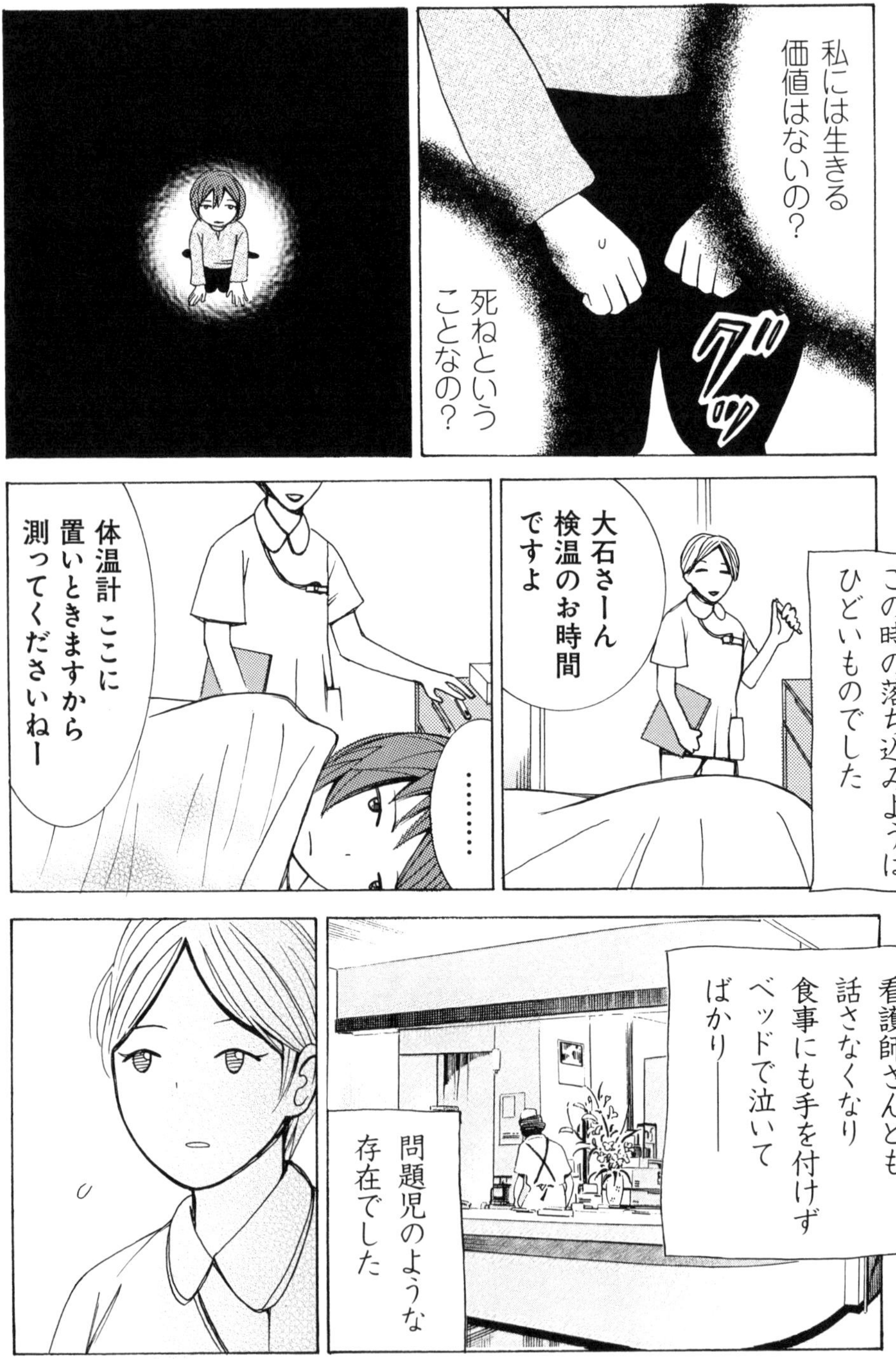
私には生きる
価値はないの？
死ねという
ことなの？
グッ
この時の落ち込みようは
ひどいものでした
大石さーん
検温のお時間
ですよ
体温計 ここに
置いときますから
測ってくださいねー
…………
看護師さんとも
話さなくなり
食事にも手を付けず
ベッドで泣いて
ばかり――
問題児のような
存在でした

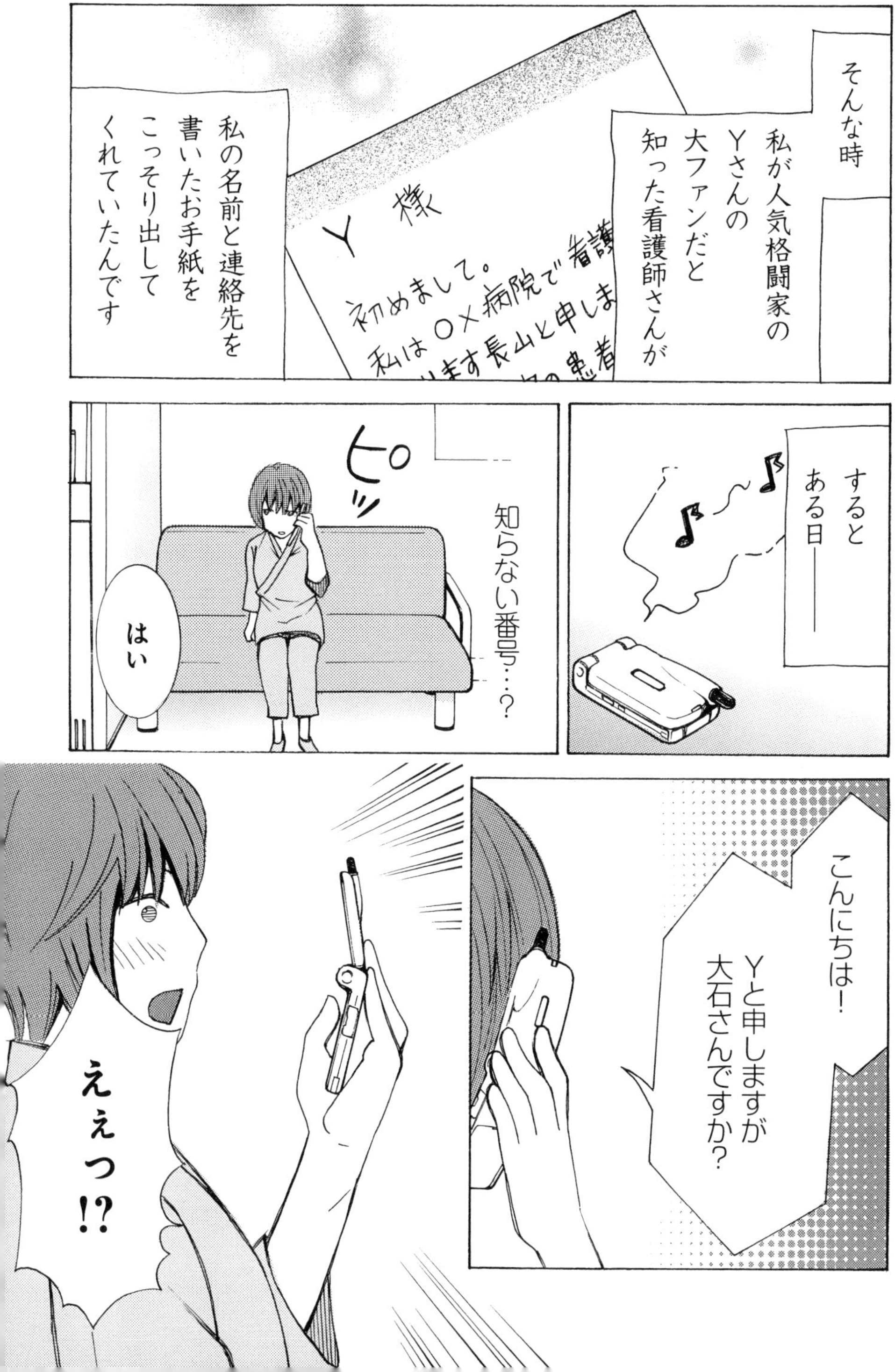
そんな時
私が人気格闘家のYさんの大ファンだと知った看護師さんが
Y様
初めまして。
私は○×病院で看護
ります長山と申しま
私の名前と連絡先を書いたお手紙をこっそり出してくれていたんです
するとある日——
ピッ
知らない番号…?
はい
こんにちは!
Yと申しますが大石さんですか?
ええっ!?

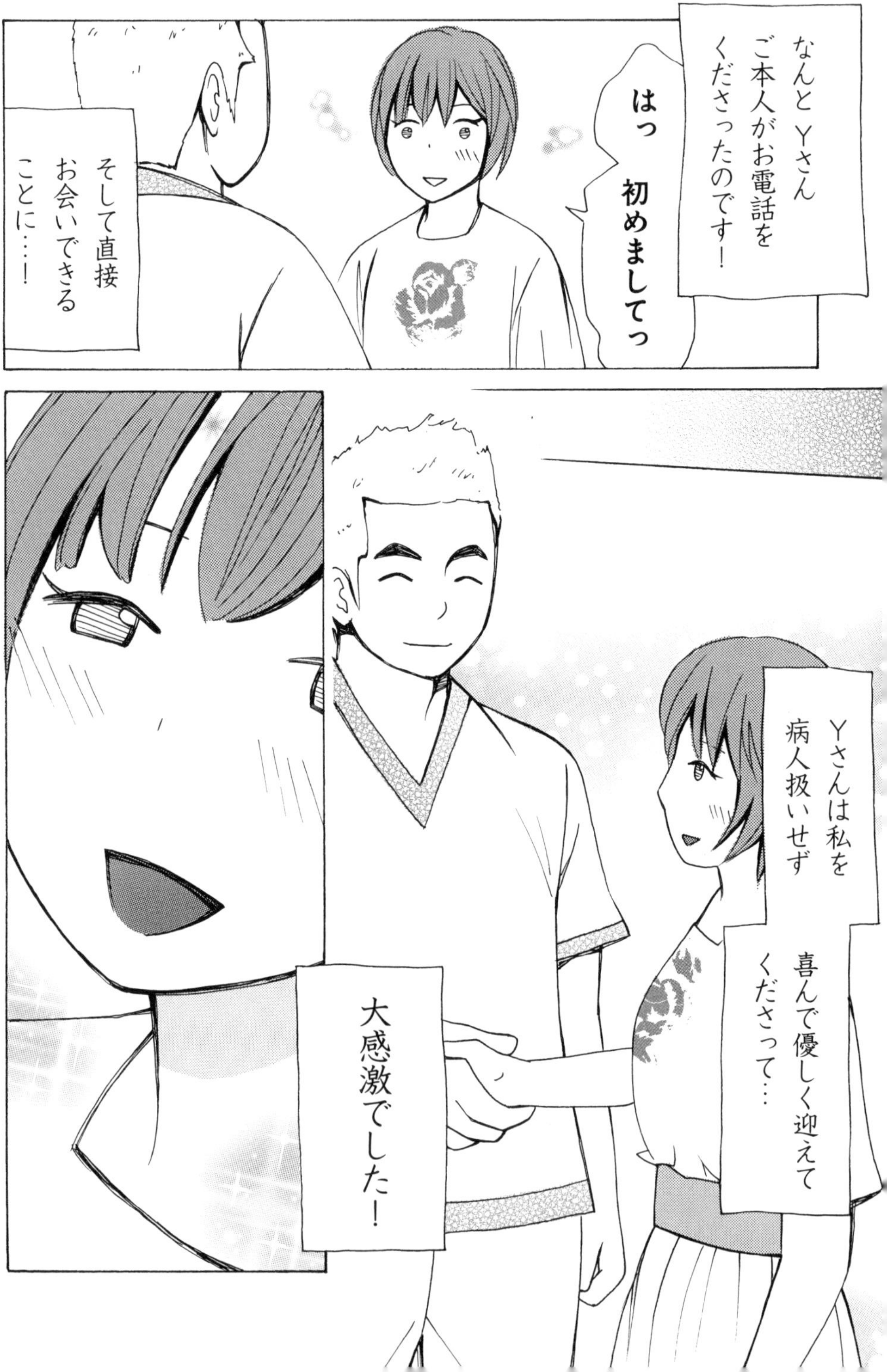
なんとYさん ご本人がお電話を くださったのです！
はっ 初めましてっ
そして直接 お会いできる ことに…！
Yさんは私を 病人扱いせず
喜んで優しく迎えて くださって…
大感激でした！

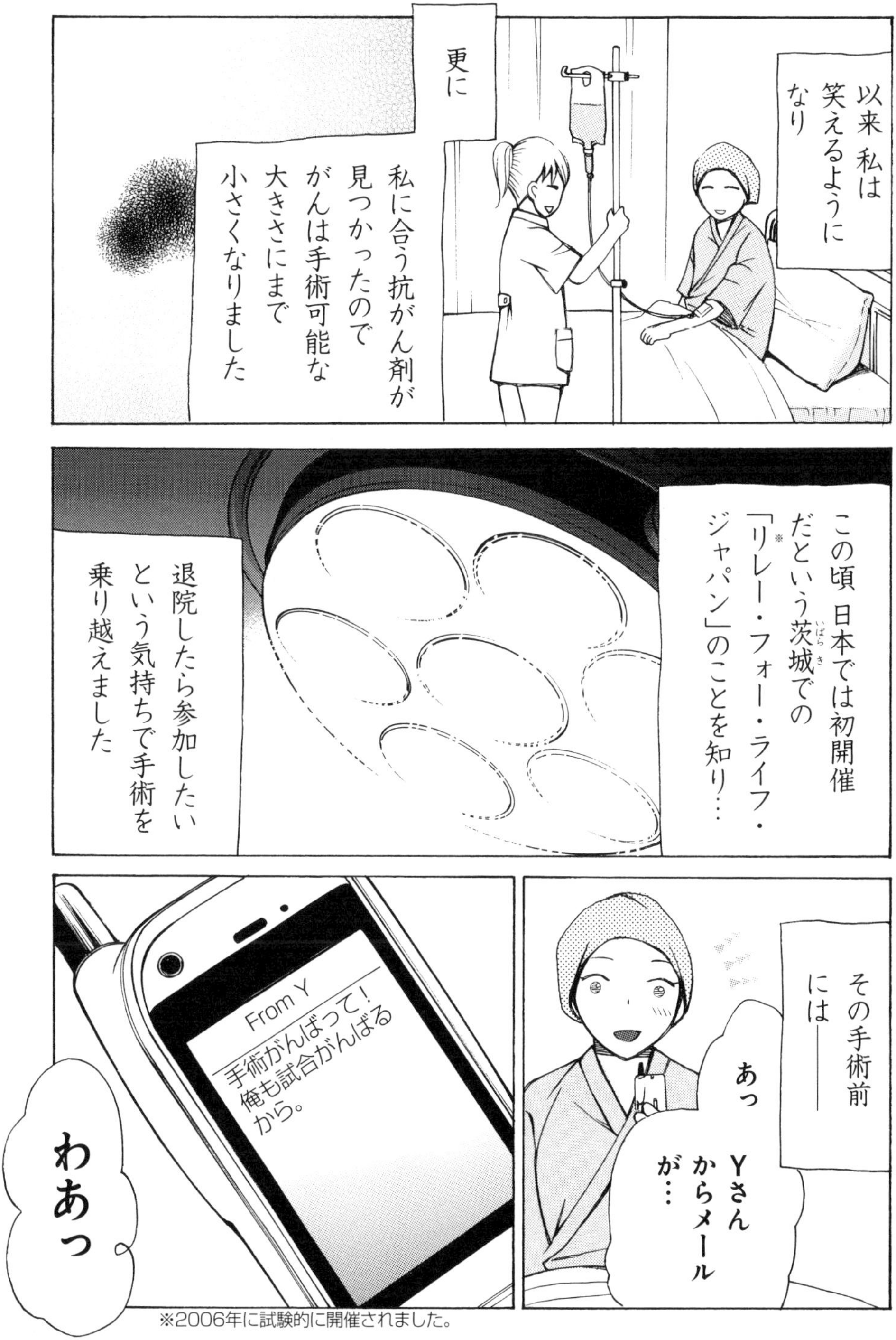
以来 私は笑えるようになり
更に
私に合う抗がん剤が見つかったのでがんは手術可能な大きさにまで小さくなりました
この頃 日本では初開催だという茨城《いばらき》での「※リレー・フォー・ライフ・ジャパン」のことを知り…
退院したら参加したいという気持ちで手術を乗り越えました
その手術前には——
あっ
Yさんからメールが…
From Y
手術がんばって!
俺も試合がんばるから。
わあっ

※2006年に試験的に開催されました。

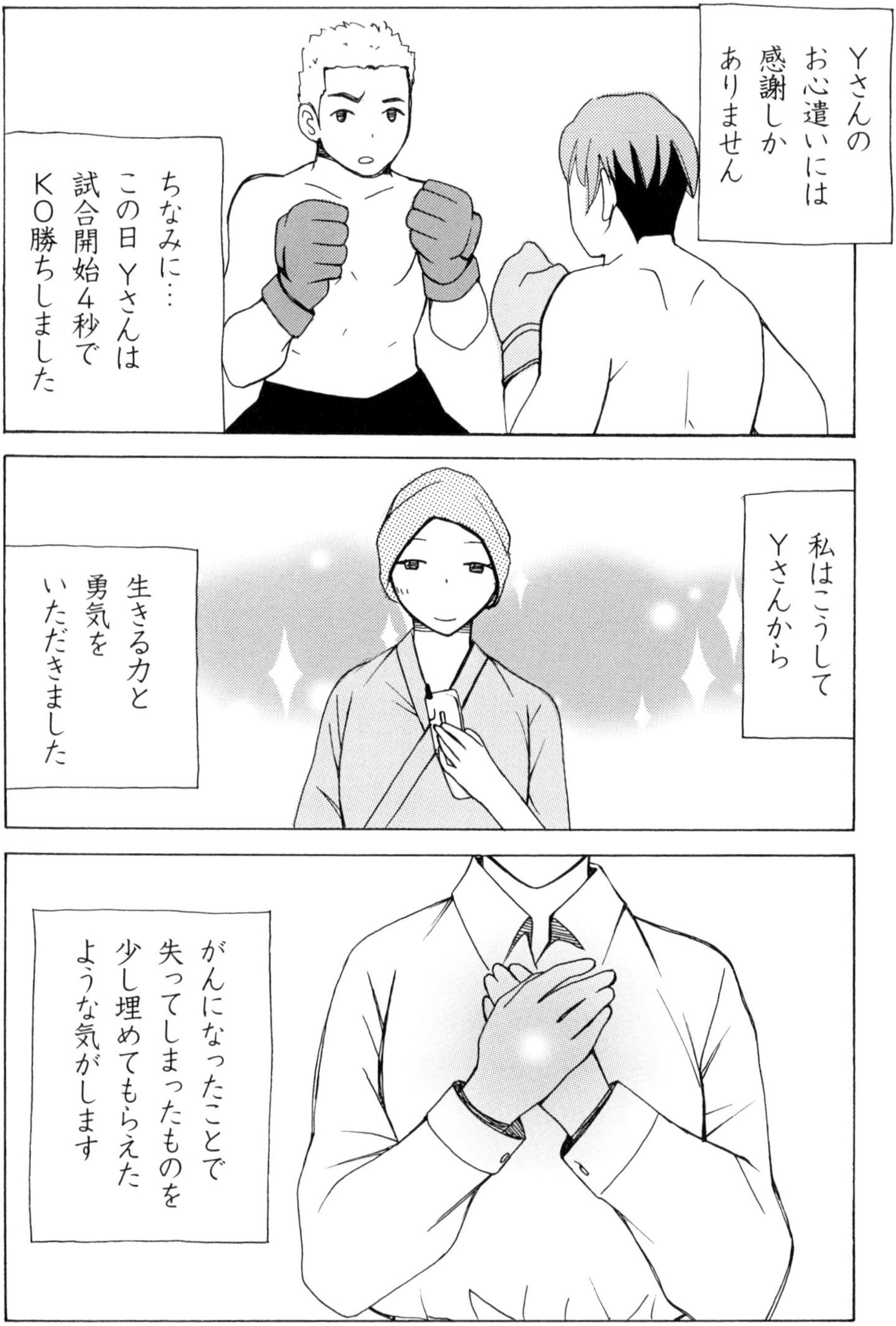
Yさんのお心遣いには感謝しかありません
ちなみに…この日Yさんは試合開始4秒でKO勝ちしました
私はこうしてYさんから
生きる力と勇気をいただきました
がんになったことで失ってしまったものを少し埋めてもらえたような気がします

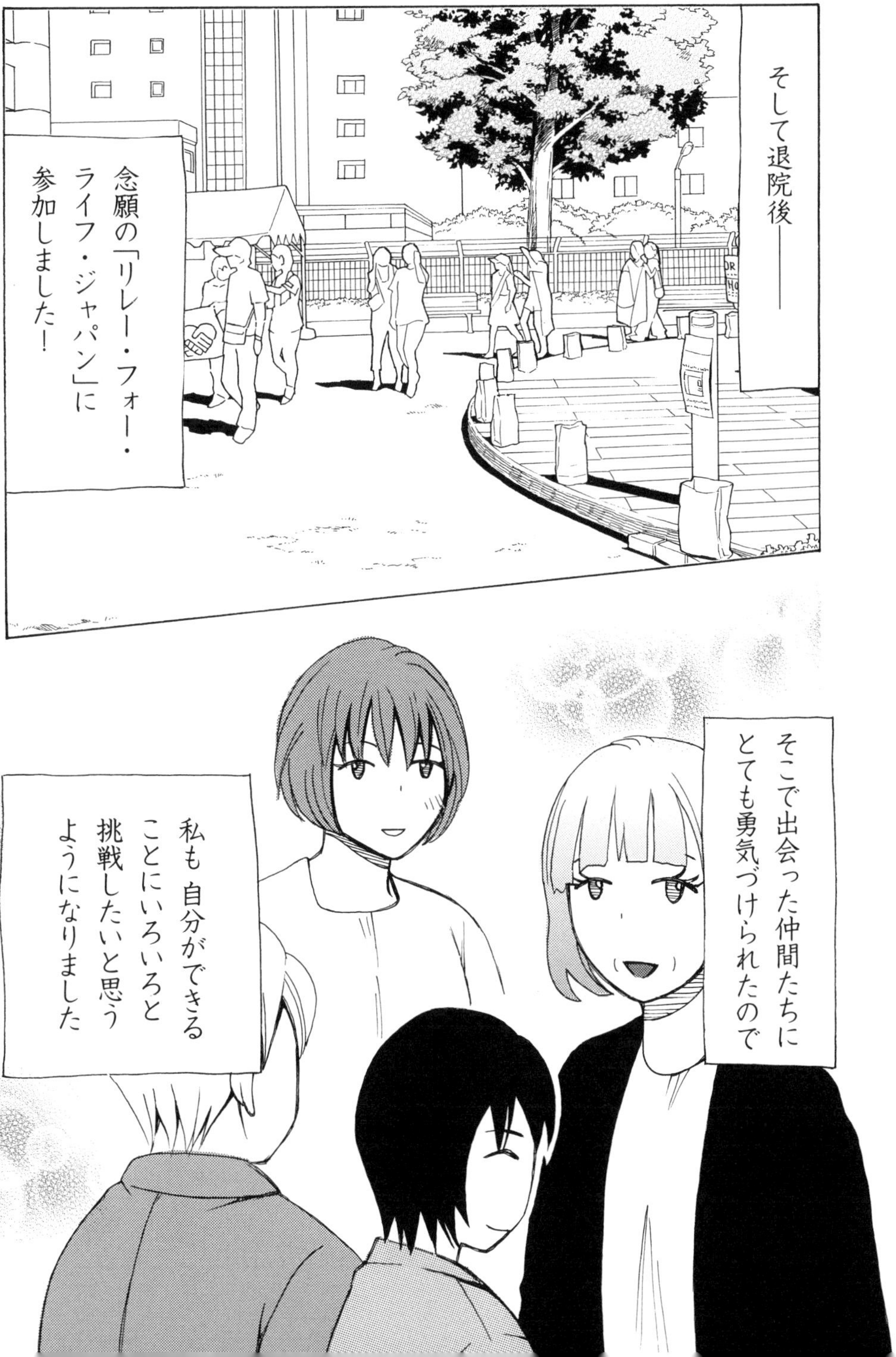
そして退院後――
念願の「リレー・フォー・ライフ・ジャパン」に参加しました！
そこで出会った仲間たちにとても勇気づけられたので
私も自分ができることにいろいろと挑戦したいと思うようになりました

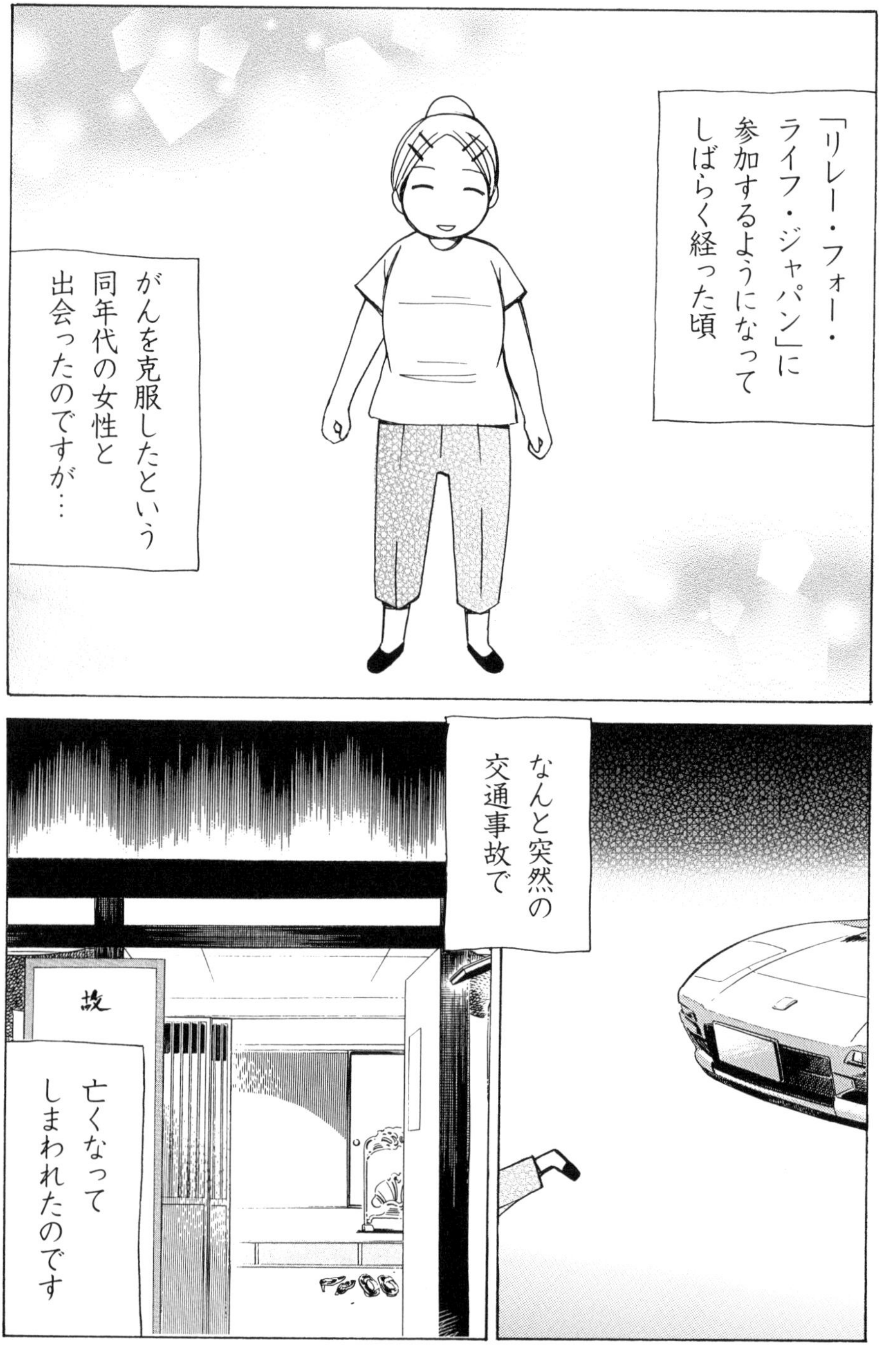
「リレー・フォー・ライフ・ジャパン」に参加するようになってしばらく経った頃
がんを克服したという同年代の女性と出会ったのですが…
なんと突然の交通事故で
故
亡くなってしまわれたのです

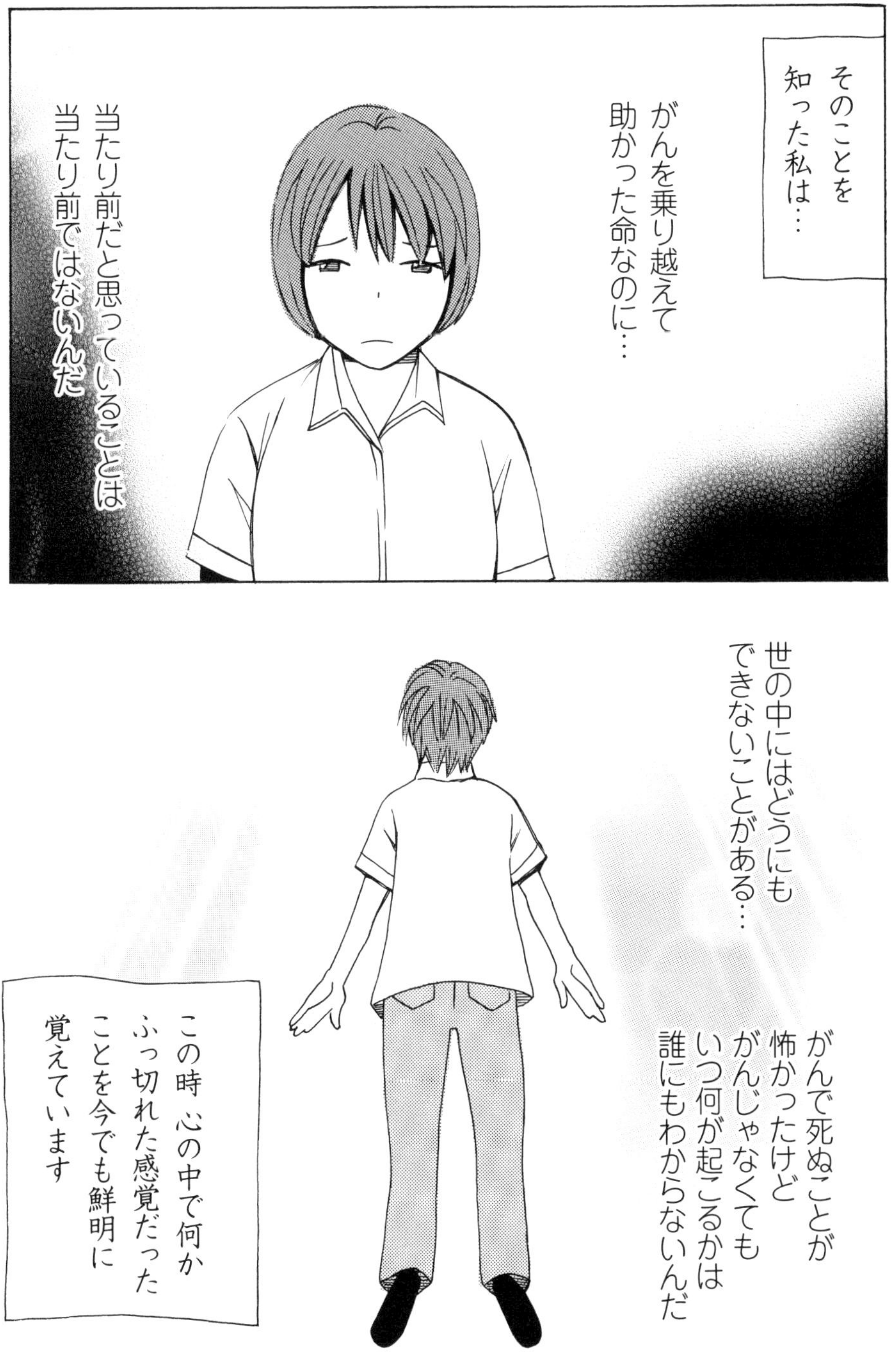

そのことを知った私は…
がんを乗り越えて助かった命なのに…
当たり前だと思っていることは当たり前ではないんだ
世の中にはどうにもできないことがある…
がんで死ぬことが怖かったけどがんじゃなくてもいつ何が起こるかは誰にもわからないんだ
この時 心の中で何かふっ切れた感覚だったことを今でも鮮明に覚えています

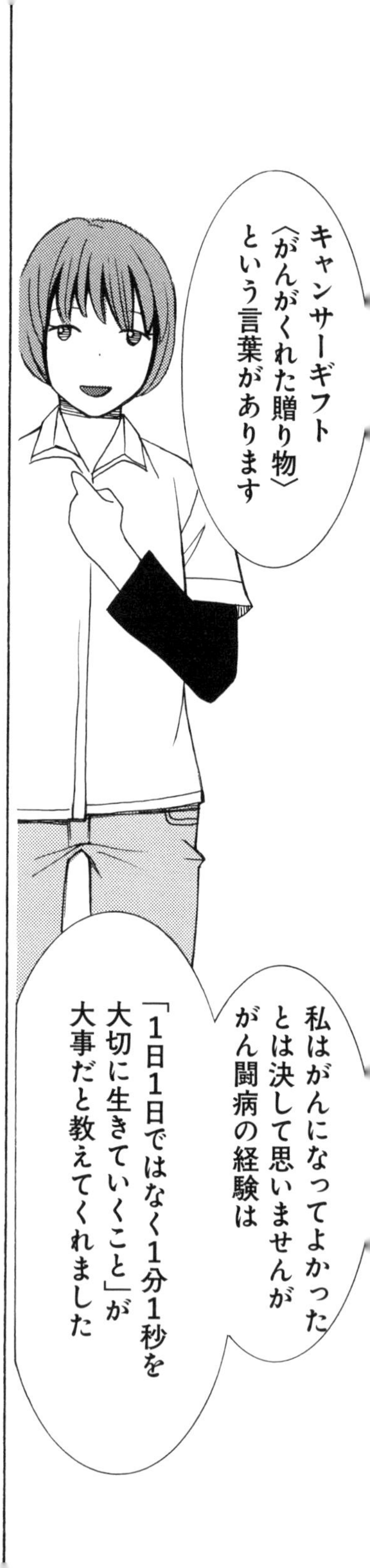
キャンサーギフト〈がんがくれた贈り物〉という言葉があります
私はがんになってよかったとは決して思いませんががん闘病の経験は「1日1日ではなく1分1秒を大切に生きていくこと」が大事だと教えてくれました

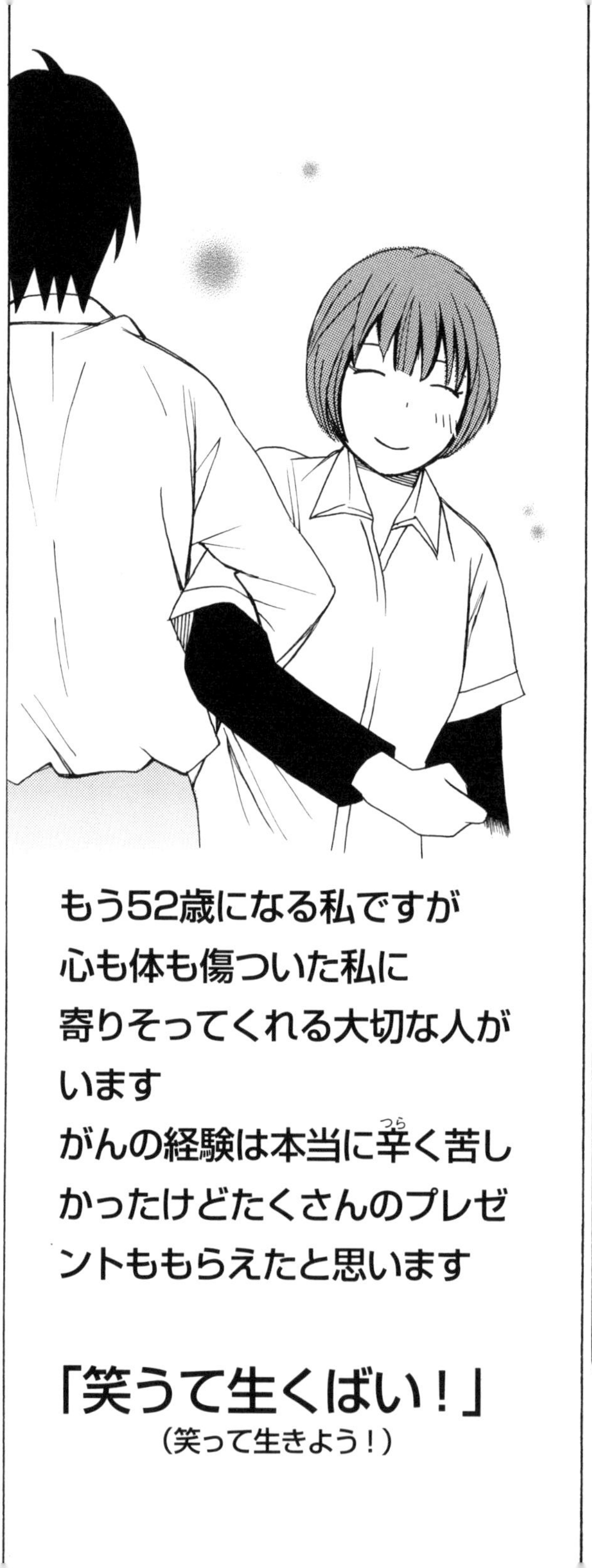
もう52歳になる私ですが
心も体も傷ついた私に
寄りそってくれる大切な人が
います
がんの経験は本当に辛《つら》く苦し
かったけどたくさんのプレゼ
ントももらえたと思います
「笑うて生くばい！」
（笑って生きよう！）

未来ある子どもたちのために

――伊藤裕太さん（仮名）

２００５年、ＲＦＬ（リレー・フォー・ライフ）を日本でも開催しようと、ボランティアの実行委員会を立ち上げたシュウさん（三浦秀昭さん）という方が、いつもスローガンとして掲げていたのが、この「未来ある子どもたちのために」というメッセージでした。

私たちの代ではこの病気を克服するのは難しいかもしれないけれど、子どもたちが自分たちと同じ思いをしなくても済むように、がんになっても困らない社会を実現するために活動を続けてきました。

シュウさんはひと足先に卒業されてしまいましたが、そのメッセージを受け継ぎ、未来ある子どもたちのために少しでも良い社会になるとよいなと願って活動しています。

２０１８年頃より、小中学校でもがん教育が行われるようになり、どのような内容を子どもたちに学んでもらうかが、議論されています。ＲＦＬには、以前からたくさんの子どもたちが参加しています。がん患者さんの元気な姿や、そのメッセージに直接触れる、体験型の教育の場になっているのではないかと思います。

伊藤さんと知り合ったきっかけは、彼のお母さまとの出会いでした。お母さまとは、２０１０年にＲＦＬ東京大会を立ち上げる際に実行委員会でご一緒しました。

伊藤家には二人のお子さんがいらっしゃるのですが、下の息子さんと私の娘の年齢が近かったため、お互い実行委員会の場に子どもを連れてくることも多く、その流れで一緒に「子ども実行委員会」のようなものを作りました。

「子ども実行委員会」の子どもたちは、参加した子どもたちが楽しく学べるゲームや工作の企画運営をしていました。なかでも、たばこをやめよう！ というメッセージを込めた「たばこ叩き（モグラ叩きのたばこバージョン）」の企画は参加者に大好評でした。楽しみながらがんについて学んでもらうことを目指して活動していました。

伊藤裕太さんの最初の印象は、ロックシンガー風の全身黒のコーディネートで、アクセサリーをジャラジャラつけているような出で立ちだったのでびっくりしましたが、実際は子どもたちの面倒をよく見てくれる優しい青年でした。
現在は小学校の教師をしていらっしゃるのですが、ご自身が闘病していた際に通った院内学級が楽しかったというのが、教職を志した理由なのだそうです。
病気の経験というと、人生の中でマイナスに捉えられがちですが、そこから前向きに新しい人生の目標を見つけ、それを実現しているのは本当にすばらしいことだと思います。
伊藤さんのもう一つの素敵なところは、「ウチの母ちゃんはスゴイ！」と、お母さまへの尊敬の気持ちをストレートに表現していたことです。年頃の男の子は、照れくささもあって母親を褒めることはなかなかないと思うので、なんて素直な子なんだろうと感心しました。闘病中、とても大変な状況の中で、お母さまが毎日自分の世話をしてくれたこと、いろいろとケアをしてくれたことへの感謝の気持ちが、その素直さを生んでいるのだと思います。
現在は「ＬＩＶＥＳＴＲＯＮＧ」というがん患者支援団体にも所属して、がんの啓発活動にも取り組まれています。

厚生労働省の第3期がん対策推進基本計画では、小中学校でも「がん教育」を広めていこうという取り組みが行われていますが、実際の教育現場では、どのように進めていけばいいのかわからず、戸惑いの声も多く聞かれます。

しかし、伊藤さんのような、がんを経験している先生がいることで、「がんとは何か?」という知識だけでなく、「がん患者の想い」や、どのようにサポートしていけばいいのかといった、より実践的な教育が実現すると思います。こうした活動を通して、がんやがん患者に対する差別や偏見がなくなっていくことにもつながっていくと思います。

中学生のときにがんを経験し、その体験から学校の先生になることを決意し、社会に出て働き始めた伊藤さんのような青年が、教育の現場にいてくれることに、未来を感じることができます。ぜひ、がんになった子どもも大人も、本来のその人らしく生きることが当たり前にできる社会を、一緒に作っていけたらよいなと思っています。

伊《い》藤《とう》裕《ゆう》太《た》さん［仮名］（26歳）

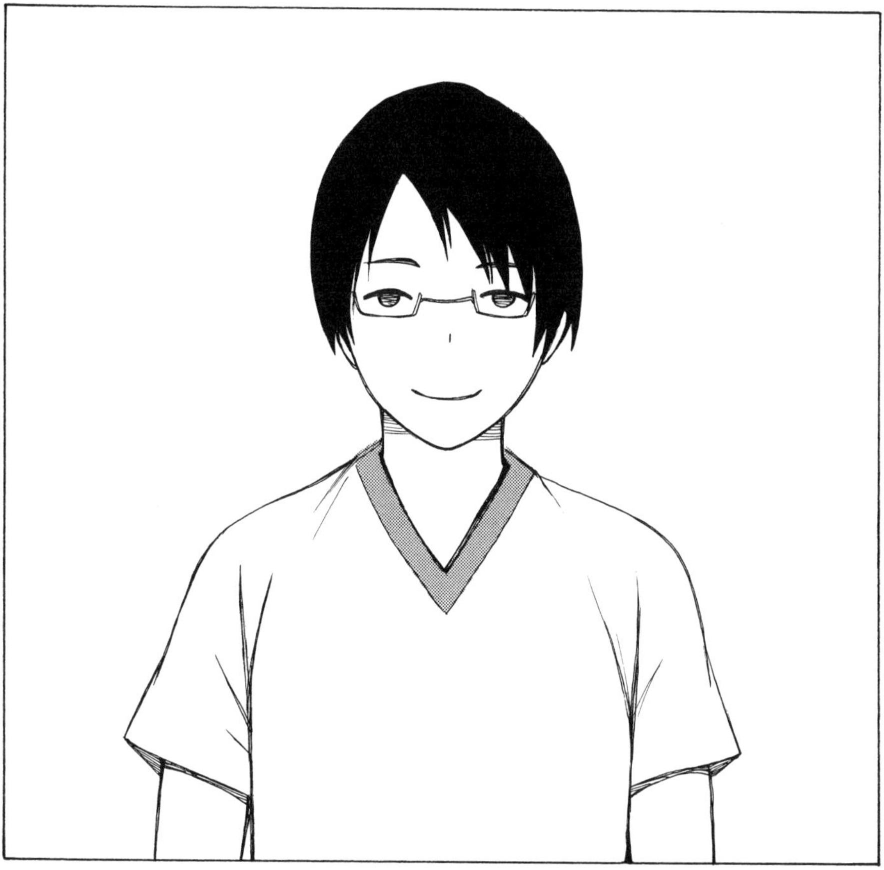

急性リンパ性白血病サバイバー

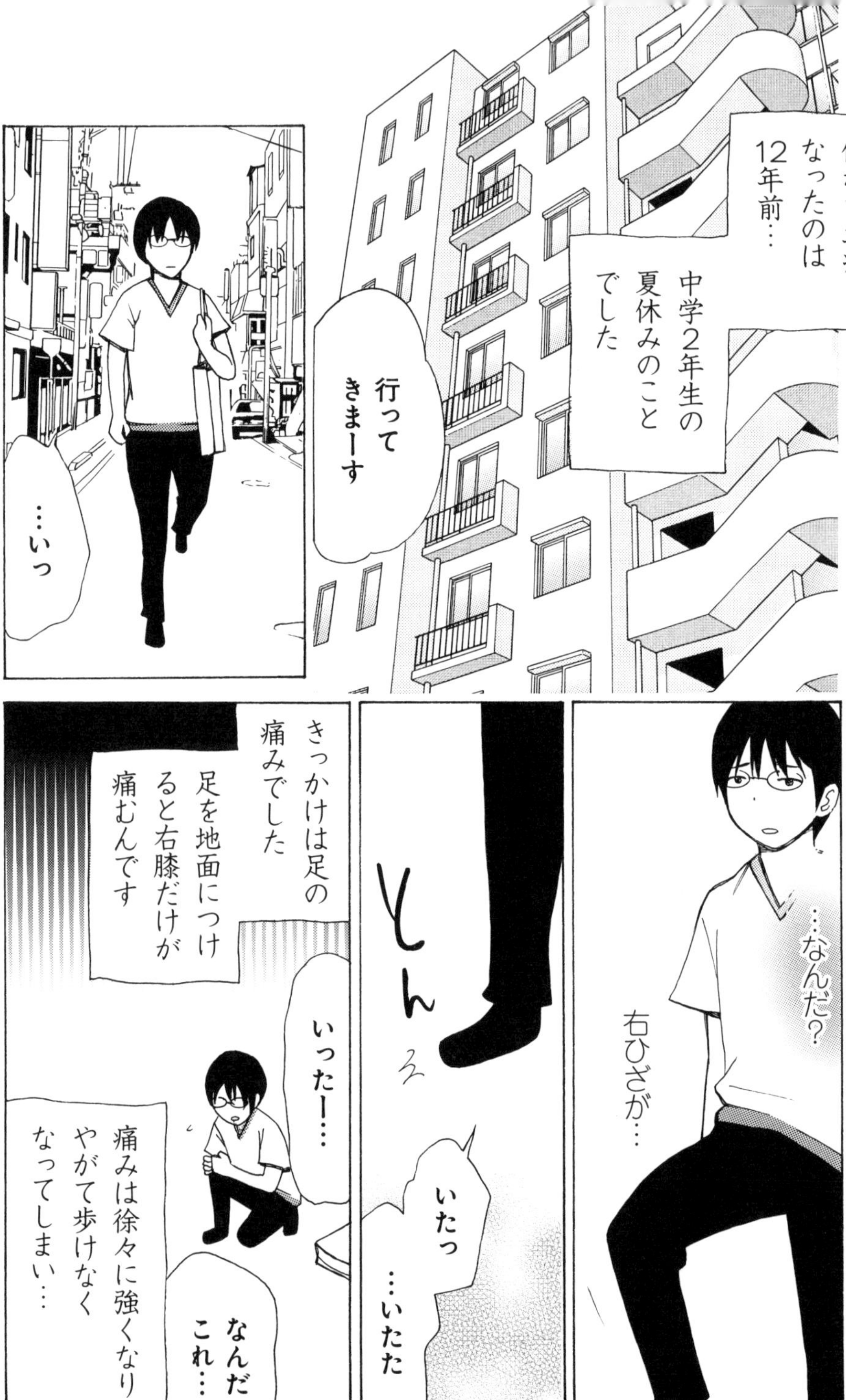

僕が白血病になったのは12年前…
中学2年生の夏休みのことでした
行ってきまーす
…いっ
…なんだ?
右ひざが…
いたっ
…いたた
きっかけは足の痛みでした
足を地面につけると右膝だけが痛むんです
いったー…
なんだこれ…
痛みは徐々に強くなりやがて歩けなくなってしまい…

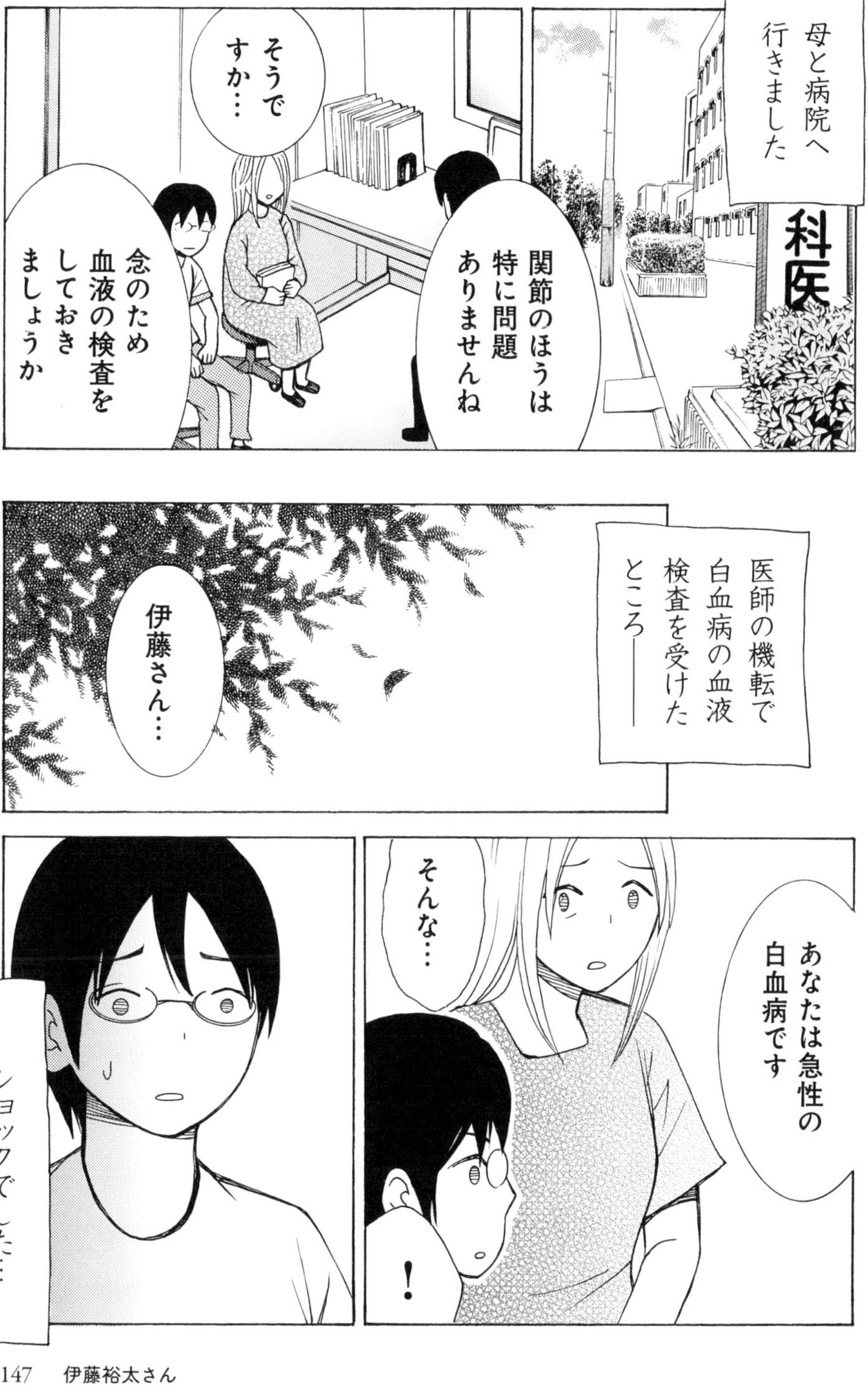
母と病院へ行きました
科医
関節のほうは特に問題ありませんね
そうですか…
念のため血液の検査をしておきましょうか
医師の機転で白血病の血液検査を受けたところ――
伊藤さん…
あなたは急性の白血病です
そんな…
!
ショックでした…

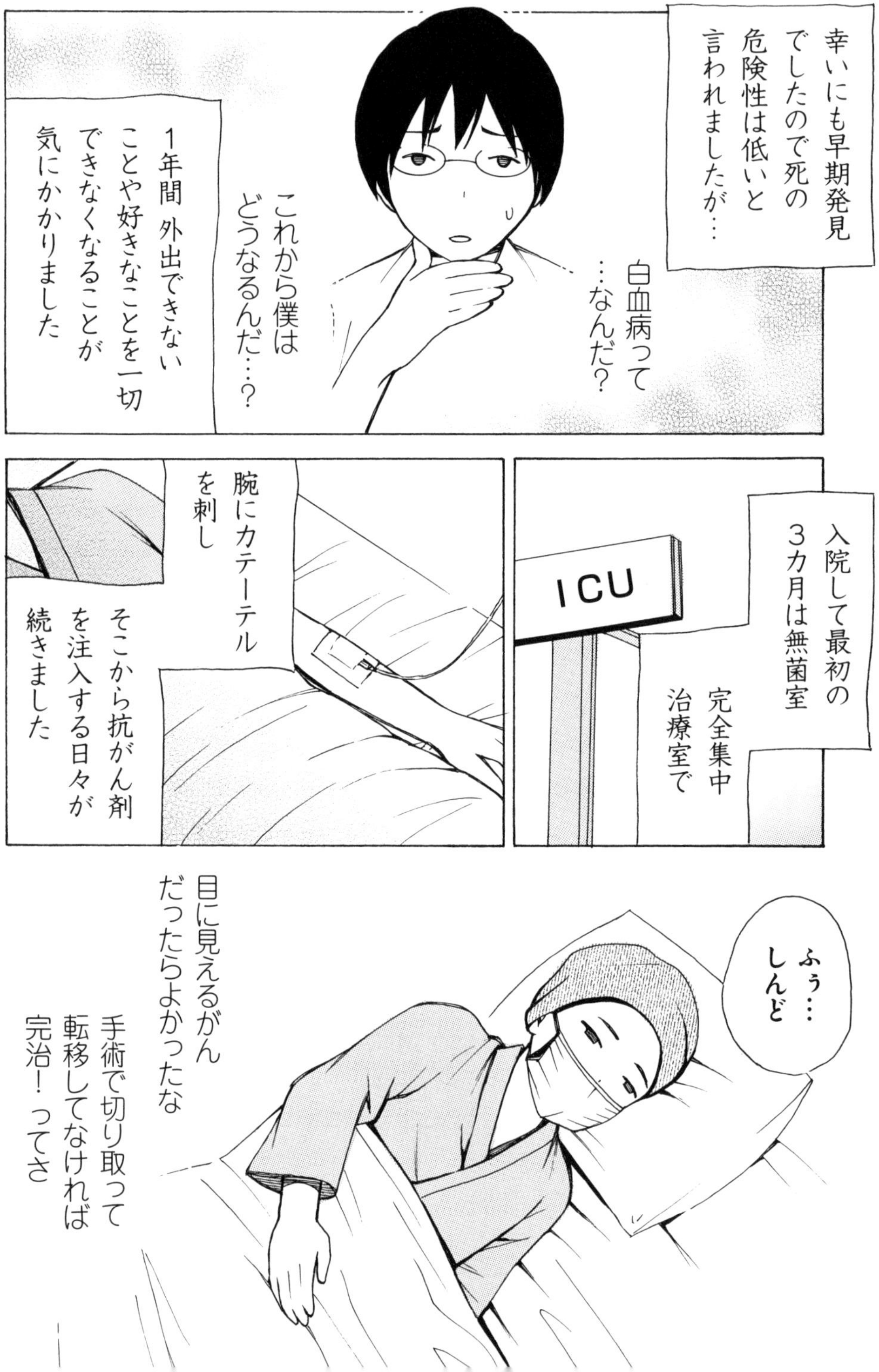
幸いにも早期発見でしたので死の危険性は低いと言われましたが…
白血病って…なんだ？
これから僕はどうなるんだ…？
1年間 外出できないことや好きなことを一切できなくなることが気にかかりました
入院して最初の3カ月は無菌室
完全集中治療室で
ICU
腕にカテーテルを刺し
そこから抗がん剤を注入する日々が続きました
ふぅ…しんど
目に見えるがんだったらよかったな
手術で切り取って転移してなければ完治！ってさ

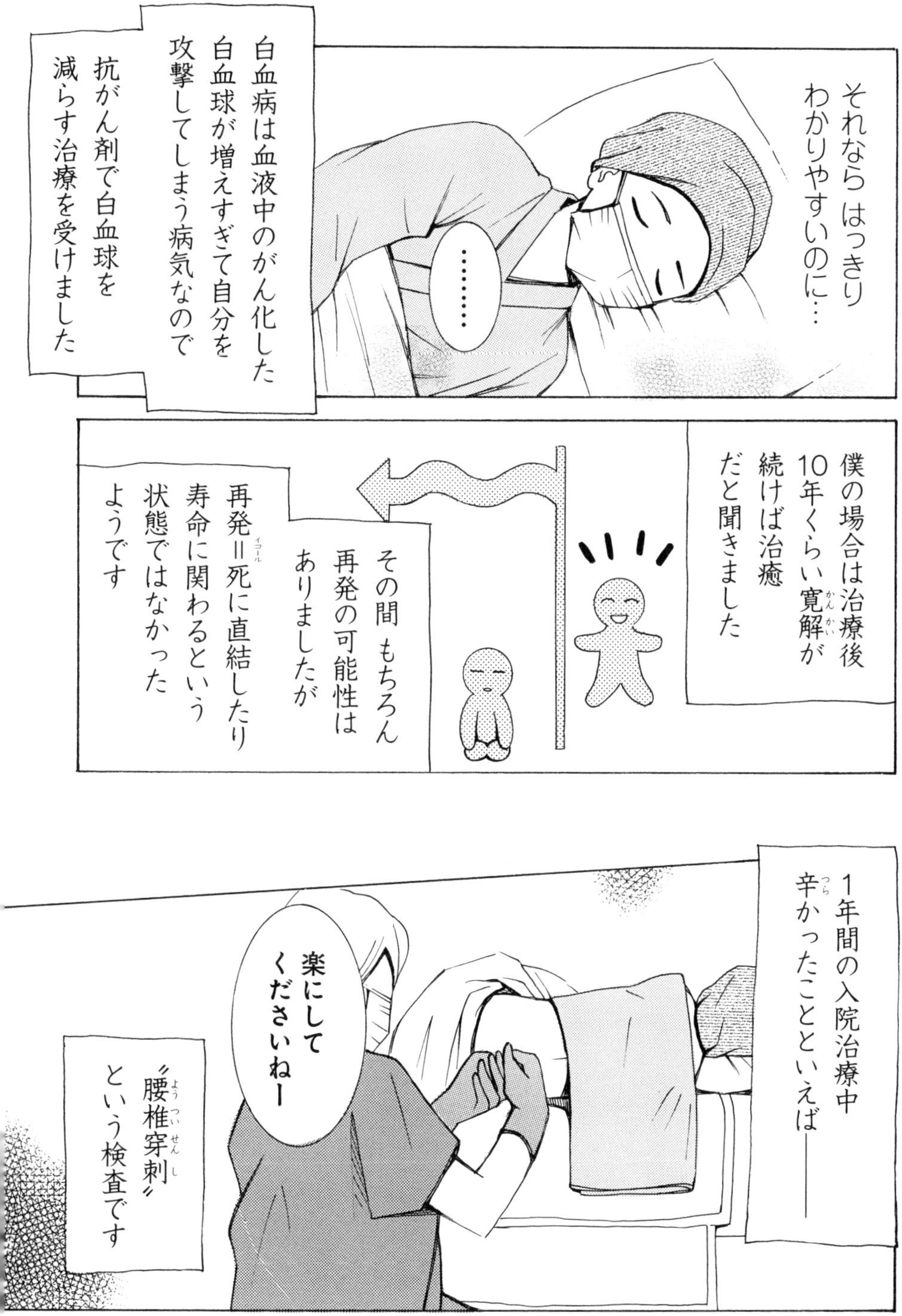
それなら はっきりわかりやすいのに…
………
白血病は血液中のがん化した白血球が増えすぎて自分を攻撃してしまう病気なので
抗がん剤で白血球を減らす治療を受けました
僕の場合は治療後10年くらい寛解《かんかい》が続けば治癒だと聞きました
その間 もちろん再発の可能性はありましたが
再発＝《イコール》死に直結したり寿命に関わるという状態ではなかったようです
1年間の入院治療中辛《つら》かったことといえば——
楽にしてくださいねー
〝腰椎穿刺《ようついせんし》〟という検査です

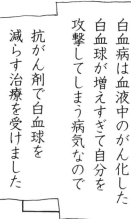

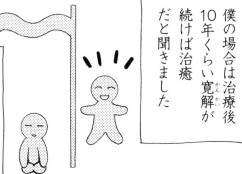

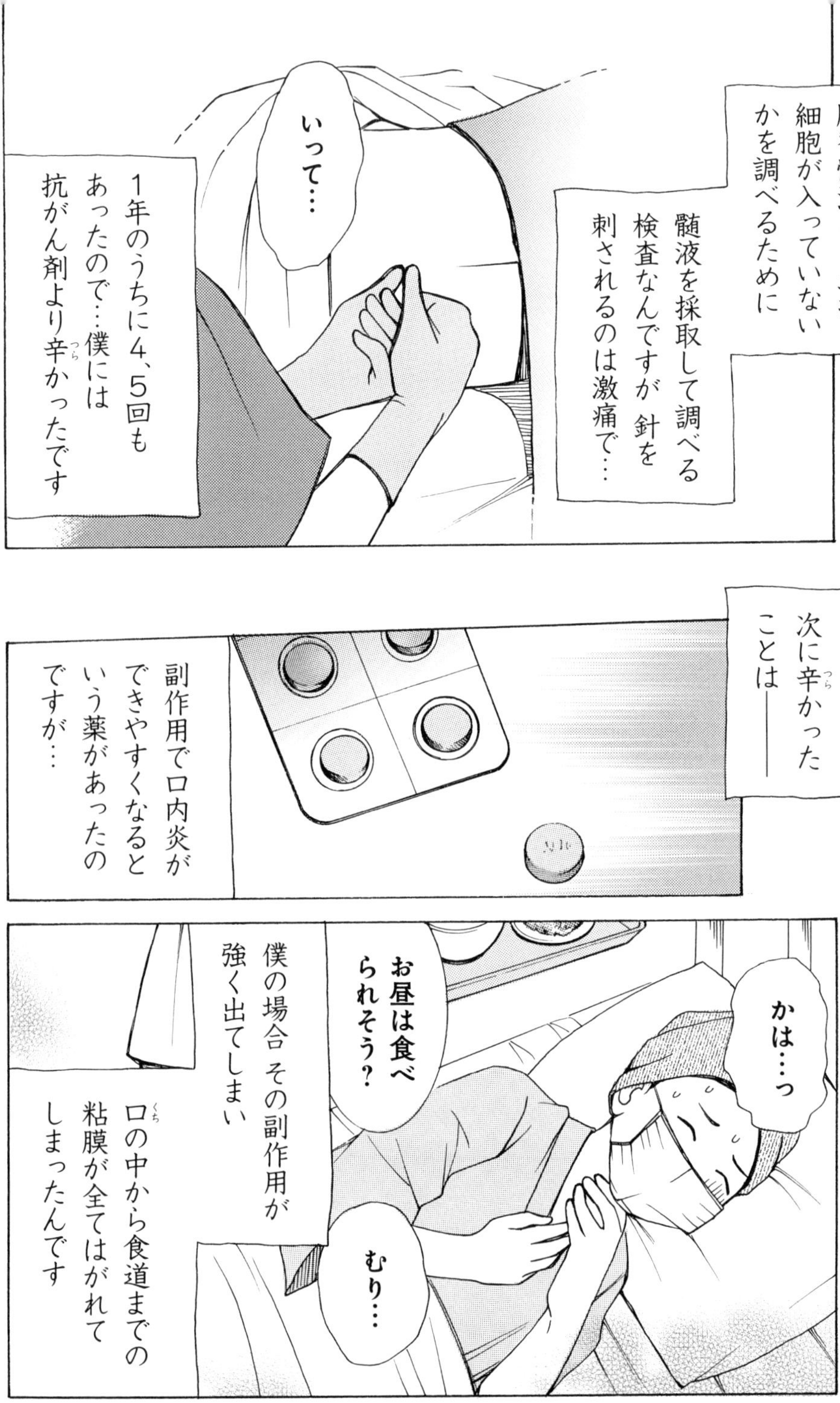
脳脊髄液《のうせきずいえき》に白血病細胞が入っていないかを調べるために
髄液を採取して調べる検査なんですが 針を刺されるのは激痛で…
いって…
1年のうちに4、5回もあったので…僕には抗がん剤より辛《つら》かったです
次に辛《つら》かったことは——
副作用で口内炎ができやすくなるという薬があったのですが…
かは…っ
お昼は食べられそう?
僕の場合 その副作用が強く出てしまい
むり…
口《くち》の中から食道までの粘膜が全てはがれてしまったんです

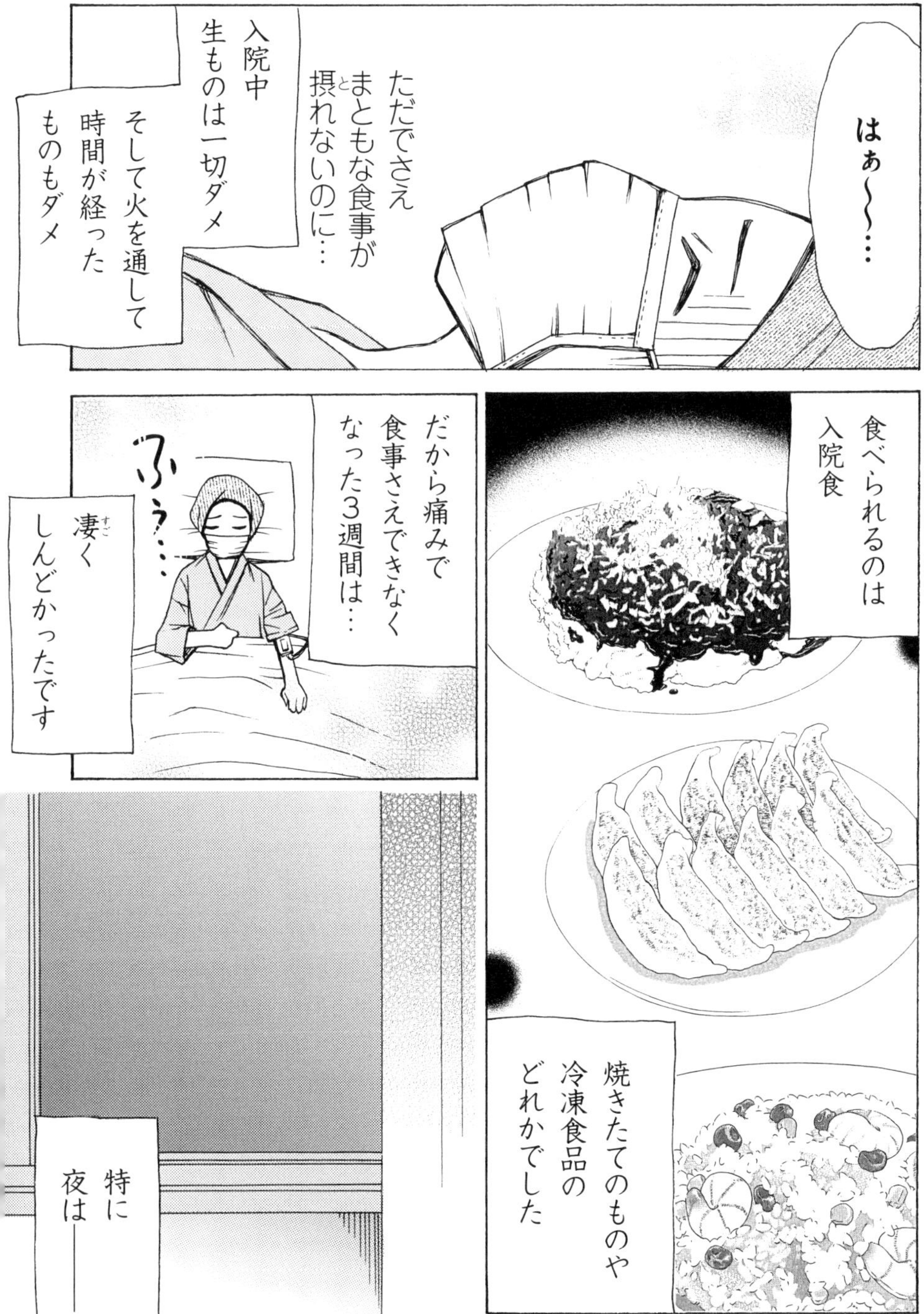
はぁ〜〜…
ただでさえ まともな食事が 摂《と》れないのに…
入院中 生ものは一切ダメ
そして火を通して 時間が経った ものもダメ
食べられるのは 入院食
焼きたてのものや 冷凍食品の どれかでした
だから痛みで 食事さえできなく なった3週間は…
ふぅ…
凄《すご》く しんどかったです
特に 夜は——

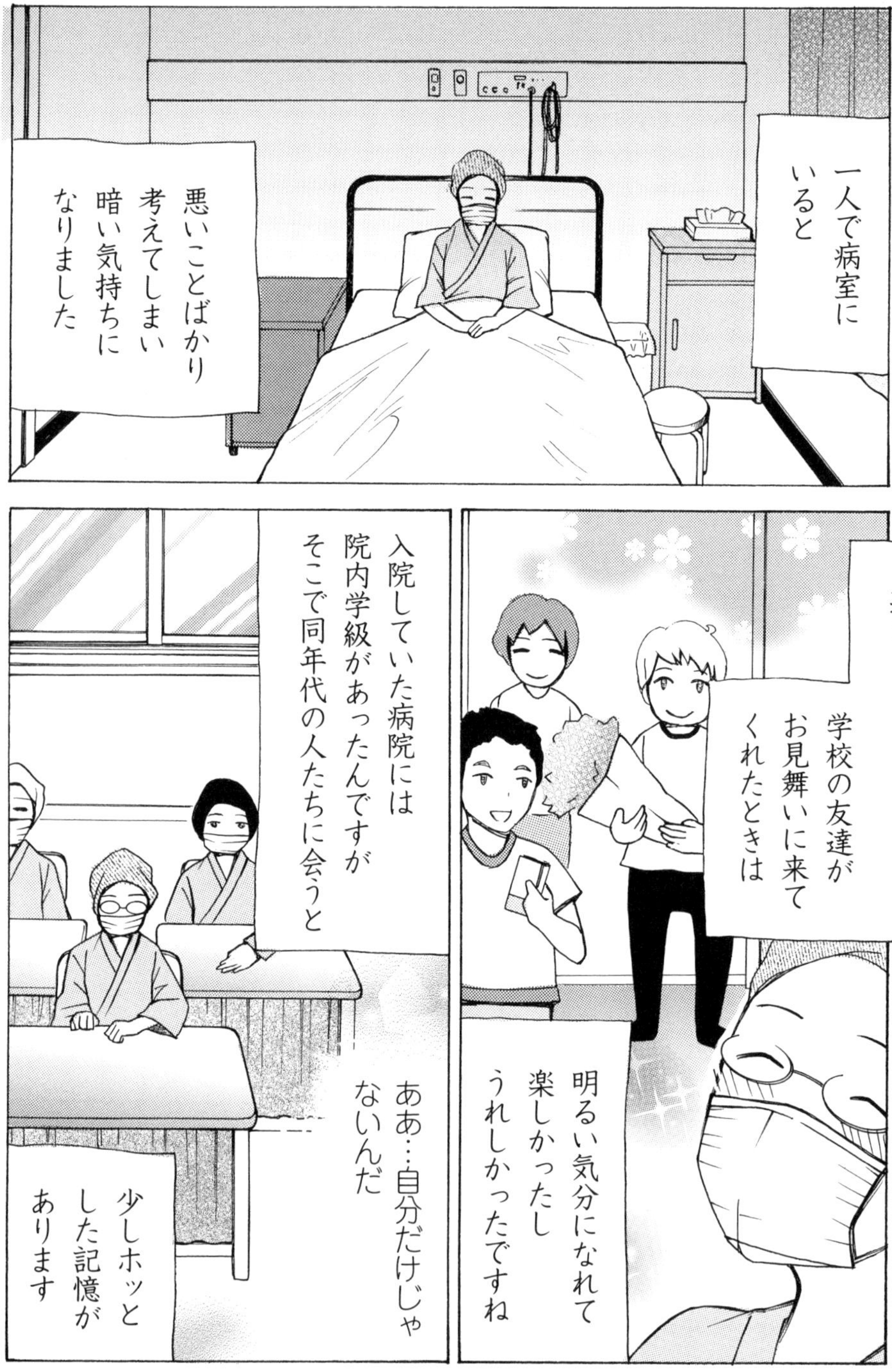
一人で病室にいると
悪いことばかり考えてしまい暗い気持ちになりました
逆に
学校の友達がお見舞いに来てくれたときは
明るい気分になれて楽しかったしうれしかったですね
入院していた病院には院内学級があったんですがそこで同年代の人たちに会うと
ああ…自分だけじゃないんだ
少しホッとした記憶があります

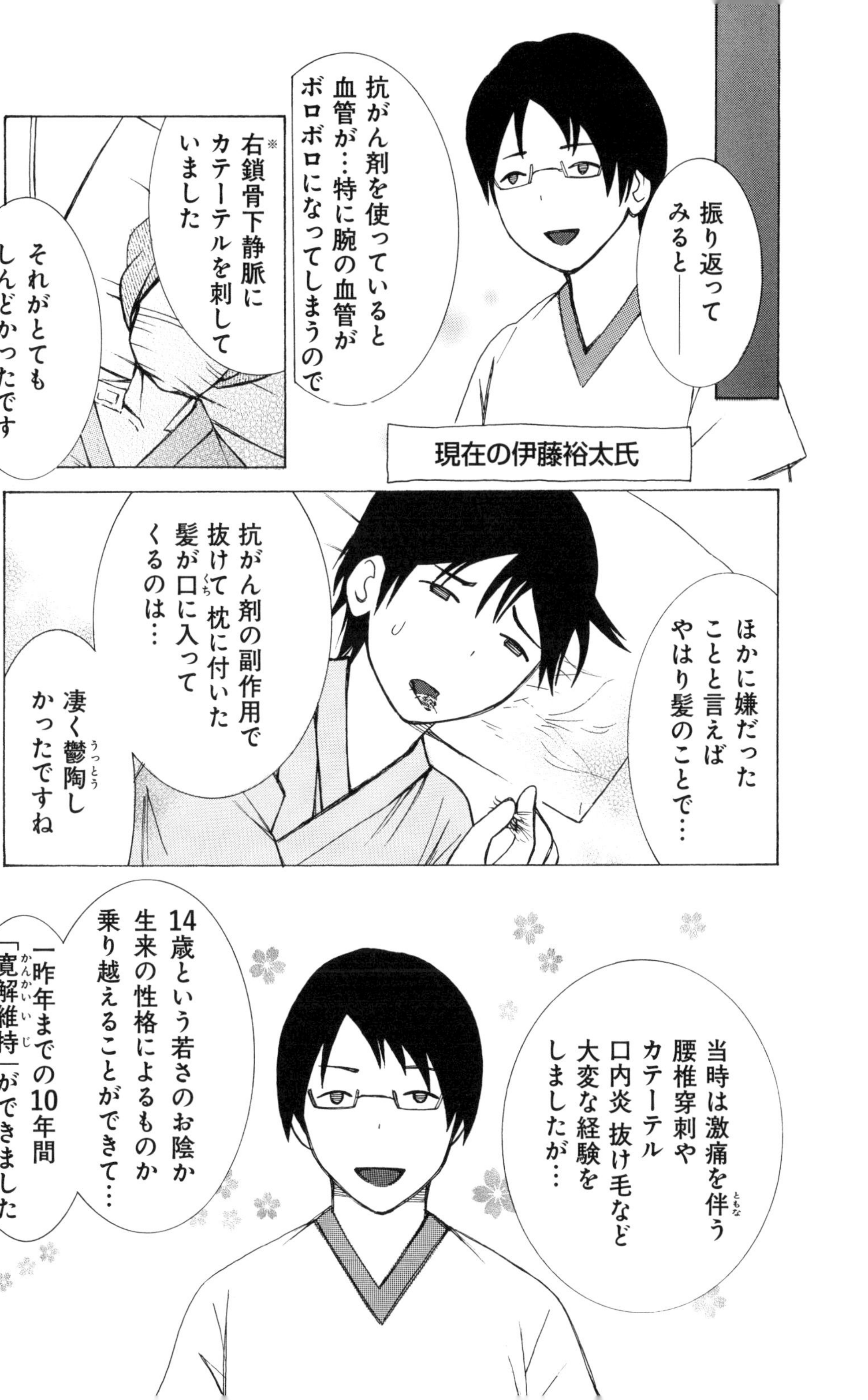
振り返って
みると――
現在の伊藤裕太氏
抗がん剤を使っていると
血管が…特に腕の血管が
ボロボロになってしまうので
※右鎖骨下静脈に
カテーテルを刺して
いました
それがとても
しんどかったです
ほかに嫌だった
ことと言えば
やはり髪のことで…
抗がん剤の副作用で
抜けて 枕に付いた
髪が口《くち》に入って
くるのは…
凄く鬱陶《うっとう》し
かったですね
当時は激痛を伴《ともな》う
腰椎穿刺や
カテーテル
口内炎 抜け毛など
大変な経験を
しましたが…
14歳という若さのお陰か
生来の性格によるものか
乗り越えることができて…
一昨年までの10年間
「寛解維持《かんかいいじ》」ができました

※現在では稀《まれ》な方法です。

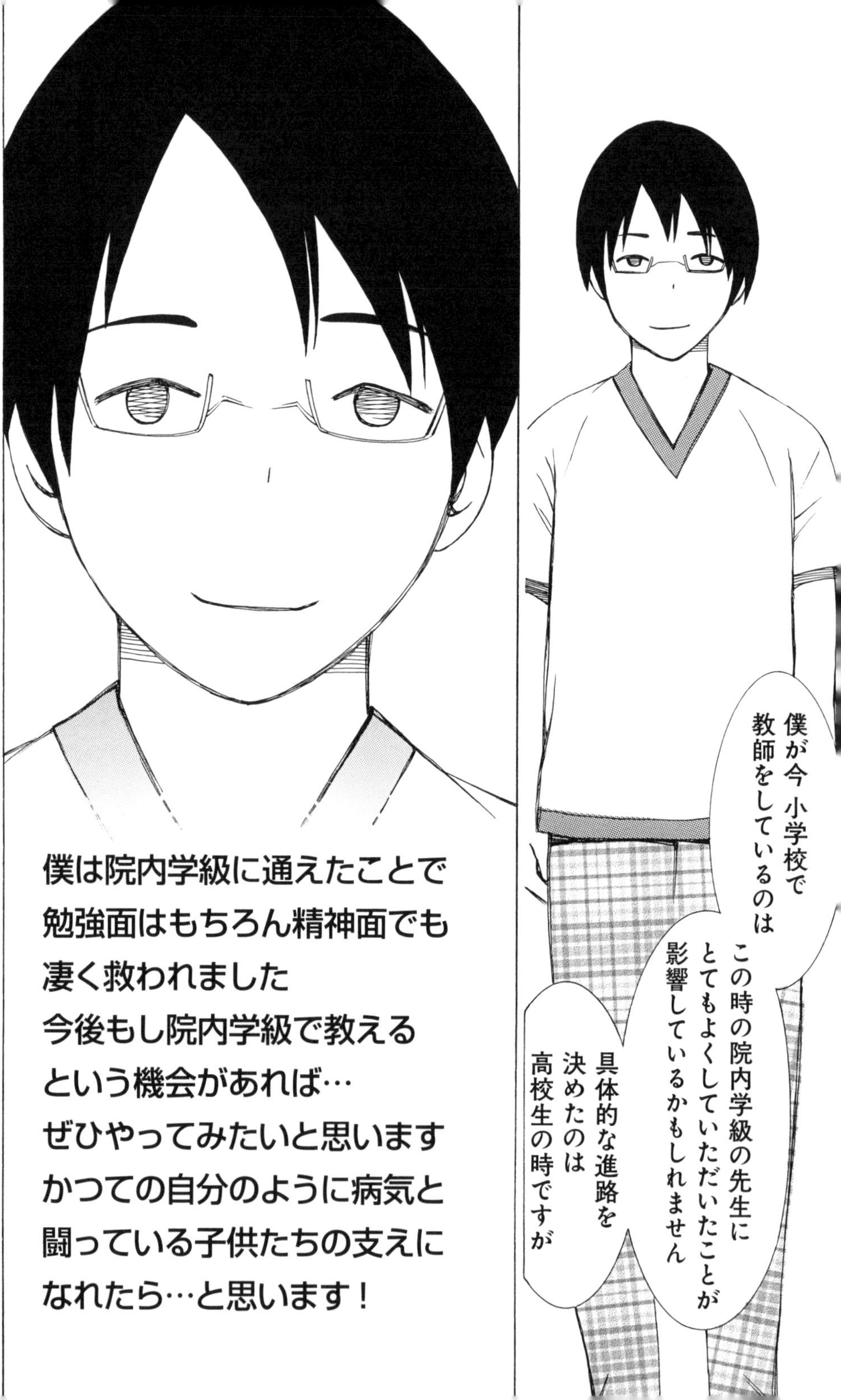

僕が今 小学校で教師をしているのは
この時の院内学級の先生にとてもよくしていただいたことが影響しているかもしれません
具体的な進路を決めたのは高校生の時ですが
僕は院内学級に通えたことで
勉強面はもちろん精神面でも
凄く救われました
今後もし院内学級で教える
という機会があれば…
ぜひやってみたいと思います
かつての自分のように病気と
闘っている子供たちの支えに
なれたら…と思います！

おわりに

みなさんは、この本のタイトル『がんになった人だけが知っている人生で大切なこと』とは、いったいどのようなことだと感じられたでしょうか。

何だか、がん経験者だけ特別なように聞こえますが、「自分や大切な人の命と向き合う経験」をしたすべての方に共通する部分も、たくさんあるかと思います。

命の尊さや輝き、その儚さや力強さに気付くこと。自分の人生の意味を考えること。人は一人で生きているわけではないことに気付くこと。さまざまな人生があるからこそ意味があり、奥行きがあり、面白くて価値があること。すべての人の経験はそれぞれまったく異なっていて、考え方も感じ方も、リアクションもさまざまで、だからこそ興味深いこと。それぞれの経験にはとても大きな価値があり、それはみなさまのこれからの人生にとっても、社会にとっても貴重な財産であること。

私たちの命が有限であることは決まっているとしても、この時代を私たちが生きたことには必ず意味があります。その想いや願いを、次の世代につなげることができたのならば、私たちの生きた証になるのかなと思います。がん経験者は、そのことを体感し、人生を見つめ直すことができる機会を与えられた人たちなのだと感じます。

私ががんになって強く感じたことは、「患者さんたちはすごい！」ということです。医師としては、「治療を一緒に乗り越えていきましょう！」と患者さんに寄り添ってきたつもりだったのですが、いざ自分が患者になってみると、「病気と向き合うのは、こんなに大変なことなんだ」と身にしみて感じました。

また、自分自身が患者となることで、医療体制の足りていない部分に気付くことができました。もっと患者さんをサポートするシステムが必要だと、実感できました。

私の場合は、なかなか症状の原因がわからずに不安な日々を過ごしました。脊椎の手術を受けたのですが、手術自体は医療者が施すものですが、術後の回復については患者自身の治癒力がとても大切になります。抗がん剤治療を受けたときも、治療を乗り越え心身ともに回復していく力の大切さを痛感しました。診断がはっきりしないこともありますし、治療の難しい状態もあります。だからこそ、患者には病気を受け止め、自ら治ろうとする力、そして意志が求められるのだと思います。

抗がん剤治療を受けていたときに、辛かったのは、周囲に自分と同じ状況の人、つまり命の危機に瀕している人、今まさに「自分の命と向き合っている人」がいなかったことでした。もちろん夫をはじめとした家族や友人が支えてくれていましたが、同じ境遇を分かち合える仲間はいませんでした。そんな孤独な思いをわかり合えたのが、ＲＦＬなどの活動を通して出会った、たくさんのがん患者の方々でした。

すべての人々が、それぞれのかけがえのない人生を笑顔で元気に、そして幸せに生きるためには、お互いが認め合い、それぞれの想いを尊重することが大切です。今回ご紹介した仲間の物語はそれぞれに貴重なものであり、評価することなく、そのまま受け止めていただけたらと思います。他にも、ご紹介することができなかったたくさんの仲間や物語があります。

他者の想いや経験を理解することは容易なことではありませんが、想像力を働かせて周りを見回してみると気付かされることがたくさんあると思います。ぜひ、みなさまの周りの方々のさまざまな物語に、ゆっくりと耳を傾けていただけたらと思います。

最後に、この本の企画、制作に関わってくださったすべての方に感謝いたします。

そして、この本を手に取ってくださったみなさまとの出会いにも心から感謝いたします。

あなたが一番笑顔で輝いていられる場所で、これからも大切な人と素敵な時を過ごすことができますように、心から祈っています。今、大切な人がいつも心の中にいてくれる方は、どうぞこれからもその方と一緒に幸せな人生を歩まれますように。まだ大切な人に出会っていない方は、これからが楽しみですね。

２０２１年１月12日

坂下千瑞子

著：坂下　千瑞子（さかした・ちずこ）

医師、医学博士、血液内科専門医。東京医科歯科大学医学部附属病院・血液内科特任助教。1966年、大分県生まれ。1992年、大分医科大学医学部卒業後、東京医科歯科大学第一内科に入局。2002年、東京医科歯科大学大学院医学研究科修了。2004年、米国ペンシルベニア大学血液腫瘍学講座の研究員となる。留学中の2005年、背骨に腫瘍が見つかる。帰国して腫瘍脊椎骨全摘術を受けるも、2006年と2007年に再発。その度に重粒子線療法と強力な化学療法を受ける。困難を乗り越えて、2007年より実行委員として世界最大級のがん征圧活動であるリレー・フォー・ライフに携わる。2011年、東京医科歯科大学医歯学融合教育支援センター特任助教を2年務めた後、現職となる。2015年より日本対がん協会評議員、2017年から2019年に厚生労働省のがん対策推進協議会委員を務める。

漫画：横濱　マリア（よこはま・まりあ）

元アニソン歌手の漫画家。
4月29日生まれ　趣味は神社仏閣巡り、カレーの食べ歩き、お酒など。
著書『おんなの酒道』（マッグガーデン）、『夢みる食卓』（芳文社）。
Instagram : yokohama_mallia
blog :「横濱マリアのゆるっとした生活」
https://silver.ap.teacup.com/maria-yokohama/

がんになった人だけが知っている
人生で大切なこと

発行日　2021年 3月 1日　第1刷

著者　坂下千瑞子
漫画　横濱マリア

本書プロジェクトチーム
編集統括　柿内尚文
編集担当　村上芳子
編集協力　松井洋一、松井好美、五味川隆（ゆうが舎）、小林謙一、谷頭千澄
取材協力　伊藤裕太、大石治恵、神谷康秀、福智木蘭、山田陽子
デザイン　長谷川有香（ムシカゴグラフィクス）
DTP　G-clef
校正　東京出版サービスセンター

営業統括　丸山敏生
営業推進　増尾友裕、藤野茉友、綱脇愛、大原桂子、桐山敦子、矢部愛、寺内未来子
販売促進　池田孝一郎、石井耕平、熊切絵理、菊山清佳、吉村寿美子、矢橋寛子、遠藤真知子、森田真紀、大村かおり、高垣真美、高垣知子
プロモーション　山田美恵、林屋成一郎
講演・マネジメント事業　斎藤和佳、志水公美

編集　小林英史、舘瑞恵、栗田亘、大住兼正、菊地貴広
メディア開発　池田剛、中山景、中村悟志、長野太介、多湖元毅
管理部　八木宏之、早坂裕子、生越こずえ、名児耶美咲、金井昭彦
マネジメント　坂下毅
発行人　高橋克佳

発行所　株式会社アスコム

〒105-0003
東京都港区西新橋2-23-1　3東洋海事ビル
編集部　TEL：03-5425-6627
営業部　TEL：03-5425-6626　FAX：03-5425-6770

印刷・製本　株式会社光邦

Printed in Japan ISBN 978-4-7762-1114-3